全面防治颈椎病新策略

——从纠正颈椎生理弧度异常入手

主编　邹　季　熊　勇

副主编　李绪贵　肖强兵

编委　邹　季　熊　勇　李绪贵

肖强兵　左昌俊　周晓红

肖　茜　冯　庸　杨傲飞

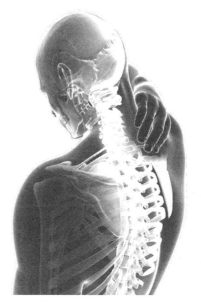

中国中医药出版社

·北京·

图书在版编目（CIP）数据

全面防治颈椎病新策略：从纠正颈椎生理弧度异常
入手/邹季，熊勇主编. —北京：中国中医药出版社，
2017.11

　　ISBN 978 – 7 – 5132 – 4393 – 3

　　Ⅰ.①全… Ⅱ.①邹… ②熊… Ⅲ.①颈椎—脊椎病
—防治 Ⅳ.① R681.5

中国版本图书馆CIP数据核字(2017)第199339号

中国中医药出版社出版
北京市朝阳区北三环东路 28 号易亨大厦 16 层
邮政编码　100013
传真　010-64405750
廊坊市三友印务装订有限公司印刷
各地新华书店经销

开本 710×1000　1/16　印张 10.5　字数　165 千字
2017 年 11 月第 1 版　2017 年 11 月第 1 次印刷
书号　ISBN 978 – 7 – 5132 – 4393 – 3

定价　49.00 元
网址　www.cptcm.com

社长热线　010-64405720
购书热线　010-89535836
侵权打假　010-64405753

微信服务号　zgzyycbs
微商城网址　https://kdt.im/LIdUGr
官方微博　http://e.weibo.com/cptcm
天猫旗舰店网址　https://zgzyycbs.tmall.com

如有印装质量问题请与本社出版部联系（010-64405510）
版权专有　侵权必究

自　序

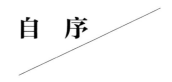

　　本人在长期的临床实际工作中，感到最为困惑与纠结的事莫过于面对颈椎病患者。一是因为随着现代社会人们的生活方式与工作方式的变化，颈椎病发生率日益增高，且越来越年轻化，这种趋势锐不可挡；二是颈椎的问题如果没有及时解决好，任其发展演变到一定阶段或者一定程度，患者痛苦不堪；三是，到目前为止，面对痛苦不堪的颈椎病患者临床治疗严重乏术，至今尚无有效的措施真正解决问题，只能眼睁睁地看着颈椎病患者在痛苦中煎熬，日复一日，病情不断发展演变，日益加重，部分患者拖到最后不得不接受手术治疗。

　　手术治疗颈椎病，不但是万不得已的最后手段，而且也只能算是权宜之计，远期疗效堪忧。因为颈椎病手术需要用钢板固定2节或2节以上的颈椎，造成固定范围内各节段之间正常的微动功能丧失，这样一来，颈椎正常的整体性、协调性、"连枷式"生理性运动方式被破坏，从而引发新的问题。特别是钢板固定区相邻节段椎间盘退行性变加速的问题，已引起国内外学术界的强烈关注。

　　个人认为，医生为患者治疗疾病的核心价值观是求真务实、追求疗效。疗效，特别是远期疗效，是医疗工作的生命，是硬道理。如果临床疗效不佳，医生工作的成就感和自信心无疑会受到损害。

　　基于上述原因，在工作之余，本人结合自身的临床经验，将目前医学上对颈椎病的认识与治疗方法进行了系统梳理，反思，终于产生了一些新的想法、认识与感悟，现将这些想法介绍如下：

　　对颈椎病的基本概念："颈椎椎间盘病变或破裂导致一系列临床症状与体

1

征"，要进一步深化认识。

事实上，一旦颈椎椎间盘已发生病变或破裂，那么颈椎必然处于严重失稳状态，就会导致颈椎病不断发展演变进入恶性循环的轨道，此时开始治疗为时已晚，治疗乏术，这就是临床上普遍疗效不佳的原因。

实际上椎间盘病变或破裂，只是颈椎病发生、发展、演变过程中的第二个"节点"，并非颈椎病的"源头"因素。

大量临床病例证明：颈椎的生理弧度异常（排列不正、力学紊乱）才是颈椎病发生、发展、演变的"源头"因素，或导致颈椎病发生的第一个"节点"。从临床来看，各种类型、不同程度、不同阶段、不同年龄的颈椎病患者，都毫无例外地存在着颈椎生理弧度异常。

换句话说，生理弧度异常，不仅是颈椎病发生、发展、演变的"源头"因素，更贯穿于所有颈椎病发生、发展、演变的全过程，是所有颈椎病患者普遍性、共同性的问题。

因此，在对颈椎病基本概念全新认识的基础上，制定颈椎病临床治疗策略——即把治疗颈椎病的关注点"前移"到第一个"节点"，把纠正颈椎生理弧度异常作为治疗颈椎病的"牛鼻子"或"抓手"，实现从"源头"防治颈椎病，打断各型各类颈椎病发展演变的恶性循环，从而达到全面治理颈椎病的目的。

同时，对各种类型、不同阶段、不同程度、不同年龄的颈椎病患者的治疗，都必须从纠正颈椎生理弧度入手（可根据需要加上某种辅助其他疗法），才能达到较好疗效。

更重要的是，通过纠正异常的生理弧度，恢复正常的生物力学状态，减轻椎间盘压力，就能达到阻断颈椎病发生、发展、演变的目的。

上述治疗颈椎病的新思路、新策略，充分体现了现代医学"精准医疗"的新理念和隐病防病、已病治病、既病防变、防治结合，以及预防为主、预防为先、预防为重的"大健康"医学新理念。

基于上述思考，本人在医疗、教学工作之余，有感而发，将所得信手敲来存于电脑，原本无意发表，只在学生、同事、同行间阐述，不料引发共鸣。于是本人在大家的协助下，将一些随笔资料加以整理，补充支撑材料（如解剖学、生理学等基础知识），力求全文达到整体性与系统性，遂以成书。

创新，是"由0到1"，不是"由1到N"，当然不可能一步到位，一蹴而就，其中难免有不完善之处，需要不断补充、优化、完善。但是，没有创新、原地踏步，永远没有出路。正如20世纪初莱特兄弟发明的世界上第一架飞机，虽然只飞行了260米远，但它却代表人类第一次实现飞天的梦想成真。20世纪60年代阿姆斯特朗在月球上着陆，被誉为"月球上一小步，人类一大步"。这就是"由0到1"与"由1到N"本质上的根本区别。

推动科学技术进步，需要"穿越"（继承前人的智慧），更需要"跨越"（多学科跨界融合），相辅相成、相互为用、相得益彰。

或许本书还有许多需要完善之处，但编者还是希冀它能为从医人员、医学生，以及庞大的颈椎病患者、潜在的颈椎病患者群提供实实在在的帮助。

因此，期待广大读者多提宝贵意见，共同把颈椎病治理这个难点、堵点、痛点问题解决得更好。

邹 季

2016年秋

于武汉市武昌昙华林花园山

目 录
CONTENTS

第一章　颈部解剖知识概述

第一节　颈椎骨性解剖

颈椎由7块椎骨组成，在7块颈椎骨中，第3、4、5、6节颈椎骨形态基本相似，故称为普通颈椎，而第1（寰椎）、2（枢椎）、7节颈椎骨因形状差异被称为特殊颈椎。

一、普通颈椎

普通颈椎由椎体、椎弓和突起（包括横突、关节突、棘突）3部分组成（图1-1）。

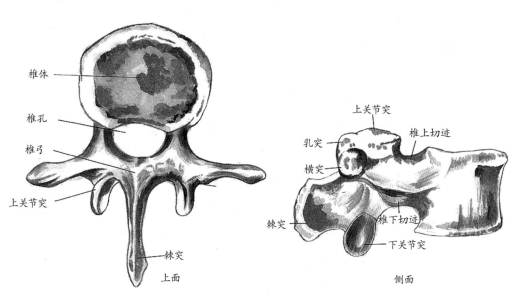

椎体

椎孔

椎弓

上关节突

棘突

上面

上关节突

椎上切迹

乳突

横突

棘突

椎下切迹

下关节突

侧面

◎　图1-1　颈椎

（一）椎体

椎体在椎骨的前方中部，第3～7颈椎椎体呈短圆柱形，中部略细，两端膨大，承载人体头部的重量，故越向下位的椎体，其面积和体积逐渐增大。椎体横径约为矢状径的2倍，下面略大于上面，前缘略低于后缘。上下椎体重叠呈马鞍状，相邻椎体间有椎间盘附着。椎体上面的侧方有崤状隆起与上位椎体下面侧方的斜坡相应钝面形成钩椎关节，称为"椎体间外侧半关节"，亦称Luschka关节。椎体表面为一层薄薄的骨密质，内部为骨松质。

（二）椎弓

椎弓从椎体侧后方发出，呈弓形。椎弓和椎体连接的地方短而细，称为椎弓根，其上、下缘各有一较狭窄的凹陷，称为椎上切迹和椎下切迹。相邻两个椎骨的上、下切迹形成椎间孔，其内有脊神经和血管通过，因椎间孔的前、后径和上、下径均较小，容易造成颈脊神经根受压。两侧椎弓根向后延伸的部分，呈板状，窄长而薄，称为椎弓板版。椎弓和椎体围成一孔，呈三角形，称为椎孔。全部椎骨的椎孔叠连在一起，形成纵行管道，称为椎管，其内容纳脊髓和脊神经根等。

（三）突起

突起包括向两侧伸出的一对横突，向上伸出的一对上关节突，向下伸出的一对下关节突和向后伸出的单一棘突等七个突起。

1. **横突** 颈椎的横突短而宽，较小，位于椎体和椎弓根的侧方，方向朝外并偏向前下。横突上有脊神经沟，颈神经走行其中，脊神经沟形态改变时易使颈神经受累。横突有前、后两根，与椎弓根、肋横突板围成一个卵圆形的孔，称为横突孔，内有椎动脉、椎静脉通过。

2. **关节突** 颈椎的关节突由上关节突及下关节突组成，左右各一对。在横突的后方，位于椎弓根和椎板的连接处，呈短柱状。各关节突相连从侧面观成一骨柱。颈椎的上位椎骨的下关节突与下位关节的上关节突构成关节突关节，其关节面平滑，呈卵圆形，上面覆有关节软骨，与椎体平面成40°～50°。关节突上有关节囊及肌肉附着，有防止椎骨向前脱位的作用。

3. **棘突** 位于椎弓的正中后方，呈矢状位，微斜向下方，为肌肉与韧带的附着部，对脊柱的伸直及轻微旋转运动起杠杆作用，颈2～6棘突呈分叉状。

二、特殊颈椎

（一）第1颈椎

第1颈椎又名寰椎（图1-2），是脊柱的第一个椎体，上连枕骨，呈不规则的环形，寰椎无椎体及棘突，主要由两侧的侧块及前、后弓构成。

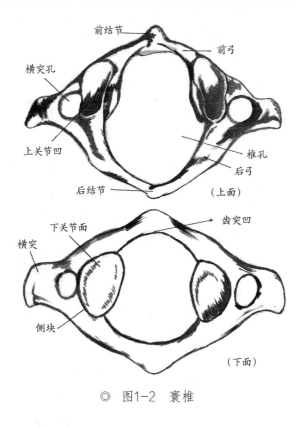

◎ 图1-2 寰椎

1. **前弓**　寰椎前弓约占寰椎的1/5，连结两侧侧块，前面凸隆，中央有小结节，称为前结节，有颈长肌及前纵韧带附着；后面凹陷，中部有圆形或卵圆形的关节凹，称为齿突凹，与枢椎的齿突相关节，构成寰齿关节。前弓上、下两缘，分别为寰枕前膜及前纵韧带的附着部。

2. **后弓**　寰椎后弓约占寰椎的3/5，连接两侧侧块后面，长而曲度较大。后面中部有粗糙的隆起，称为后结节，有项韧带及头后小直肌附着。后弓下面有一浅切迹，与枢椎椎弓根上缘的浅沟相吻合形成椎间孔，其内有第2颈神经通过。后弓与侧块连结处的上面，有一深沟，称为椎动脉沟，有同名动脉及枕下神经通过。

3. 侧块　侧块是寰椎两侧骨质增厚的部分，相当于普通颈椎的椎弓根与上、下关节突。侧块上面是凹陷的上关节面，呈肾形，也称上关节凹，与枕髁形成寰枕关节；下方是微凹的下关节面，呈圆形，与枢椎上关节面组成寰枢外侧关节，两关节外均有同名关节囊包绕。侧块内侧有一粗糙结节，为寰椎横韧带附着部。

4. 横突　寰椎横突较长且大，末端肥厚而粗糙，无分叉，为肌肉及韧带的附着处，为寰椎旋转运动的支点。基底部偏外侧有一较大圆孔，称为横突孔，有椎动脉通过。位于寰椎侧块的外侧面，在寰椎后弓的后面，可出现横突后沟或管，为连结寰枕静脉窦和寰枢静脉窦的吻合静脉通过处。横突后沟或窦的出现与吻合静脉的粗细有关。

5. 椎孔　寰椎椎孔由前、后弓与左、右侧块围成。寰椎的椎孔相当大，寰椎横韧带将寰椎锥孔分为大小不等的两个部分，前1/3为齿突所占据，脊髓及其被膜占2/3空间，其中一半为脊髓缓冲间隙，故在寰椎脱位或齿突骨折后，脊髓尚有回旋余地。

（二）第2颈椎

第2颈椎又称枢椎（图1-3），枢椎椎体有一向上的柱状突起物，称为齿突，实际上也可视为是寰椎的椎体。除齿突外，枢椎外形与普通颈椎相似。

1. 齿突　根部较扁略窄，前后各有一关节面，呈卵形，称为前关节面及后关节面，前关节面与寰椎齿突关节面相连，后关节面与寰椎横韧带相连。末端较尖，称为齿突尖，上有齿尖韧带，两侧有翼状韧带附着。成人X线片上，从齿突尖沿中心纵轴做一垂线，再从椎体中心沿纵轴做一

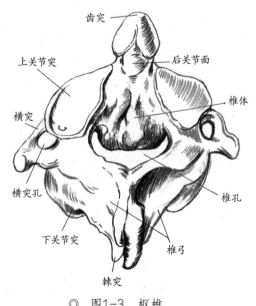

◎　图1-3　枢椎

直线，两线相交为齿体角（图 1-4），对齿突骨折的早期诊断有重要意义。

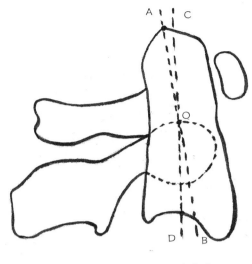

◎ 图1-4　齿体角

2. 椎体　枢椎的椎体比普通颈椎小，齿突两旁各有一个的圆形上关节面，分别与寰椎的下关节面构成寰枢外侧关节。由于该关节面负重较大，所以其面积较大，边缘向外伸出，横突孔上口内侧常常被其遮蔽一部分，使得通过其中的椎动脉发生扭曲，特别是在头部过度偏向一侧旋转或发生枢椎移位时，椎动脉的压迫会加重。椎体前中部两侧微凹，为颈长肌附着部。

3. 椎弓根　枢椎的椎弓根粗而短，上方有一浅沟，与寰椎下面的浅沟相合形成椎间孔，下方有一切迹，为枢椎下切迹，与颈3上切迹相合形成椎间孔，其内有第3颈神经通过。在椎间孔旁还有一关节面朝向前下的下关节突，可与颈3的上关节突构成关节。枢椎椎弓根在解剖属于应力薄弱点，易发生骨折。

4. 横突　较短小，其椎板呈棱柱状，较厚。棘突粗大，末端分叉为肌肉附着部。与普通颈椎的横突相比，枢椎无前结节，有一斜行横突孔。

5. 棘突　枢椎的棘突较其他颈椎椎体更为粗大，是颈椎最大的棘突，其下有深沟，末端分叉，有众多肌肉附着。

（三）第7颈椎

第7颈椎因其在皮下往往呈一隆起，故又名隆椎（图1-5），颈7的棘突下凹陷处即为中医所说的"大椎穴"，不仅是针灸取穴的标志，也常用来计数椎骨序数。隆椎形态及大小与上位胸椎相似，其棘突长而粗大，近似水平位，末端不分叉而呈大结节状，横突粗大，后结节大而明显，前结节小而不显著，甚至缺如。横突孔较小，变异较多，仅有椎静脉通过而无椎动脉通过。

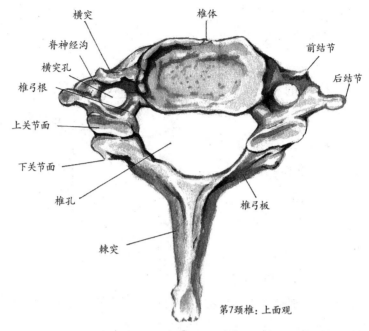

横突　　　　　椎体

脊神经沟　　　　　　　　　　前结节

横突孔　　　　　　　　　　　　后结节

椎弓根

上关节面

下关节面

椎孔　　　　　　　　椎弓板

棘突

第7颈椎：上面观

◎ 图1-5　隆椎（上面观）

三、颈椎的畸形和变异

（一）寰枕融合

寰枕融合不仅包括寰枕关节，也可能包括枢椎齿突、寰枕前膜与寰枕后膜。融合可能先由寰枕关节而起始，而后向寰枕前膜与寰枕后膜延伸。

（二）齿突畸形（图1-6）

齿突发育不全或齿突尖部缺如。

1. **齿突缺如**　这种情况极为罕见。当齿突缺如或发育不良时，正常情况下一般无症状出现，只会出现头被动活动度及寰枢椎活动度的增加，但是因其导致寰枢失稳，在遭受轻微外伤时易引起寰椎脱位，其

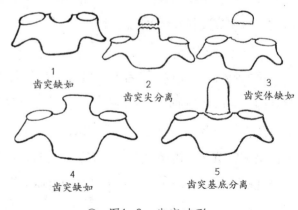

1　　　　　　　2　　　　　　　3
齿突缺如　　齿突尖分离　　齿突体缺如

4　　　　　　　　　5
齿突缺如　　　齿突基底分离

◎ 图1-6　齿突畸形

中以前脱位居多。

2. 齿突游离小骨　齿突游离小骨也称游离齿突，齿突借一裂隙与基底分开。随裂隙位置不同，分开的齿突骨尖部可与寰椎横韧带相关节。遗留的远端不足以稳定寰椎，易出现寰枢关节脱位。

（三）半椎体

颈椎半椎体可有不同情况，可为前半缺如、一侧缺如或不规则。

（四）颈椎先天性融合畸形

颈椎先天性融合畸形指2个或2个以上颈椎椎体互相融合，可指整个椎体的融合，也可仅限于椎体、椎弓的一部分，亦称为Kippel-Feil综合征。融合椎体本身处于稳定状态，但在椎体活动时常是承受剪应力最大的部位，所以其退变也会较正常椎体快，可对脊髓产生潜在威胁，有时即使颈部遭受轻微外伤便可产生神经症状。

（五）颈椎裂

颈椎裂远较腰骶椎少见。颈2～7均可发生颈椎裂，多位于后正中部两侧椎弓相接处，可为缺损或后弓游离。颈椎裂也可发生在椎体，多呈冠状裂隙，而将椎体分为前、后两半。

（六）颈椎椎弓不连

偶尔寰椎后弓部分缺如，后结节游离，颈部后伸时，后结节与枕骨相触，甚至压迫脊髓引起四肢瘫痪。

（七）颈肋（图1-7）

颈肋附着于颈7椎体和横突，可能仅为单纯外生骨疣，也可能发展成一个较完整的肋骨。很小的颈肋末端游离，或借一纤维带与第1胸肋相连。根据颈肋的长短及其与第1胸肋的关系，可将其分为4类：①颈肋短小，刚超过横突。②颈肋超过横突较多，末端游离，或与第1胸肋相连结。③颈肋几乎完整，并以纤维带与第1

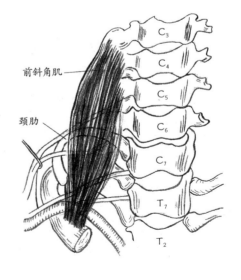

前斜角肌

颈肋

◎　图1-7　颈肋

胸肋的肋软骨相连结。④颈肋完整，并以肋软骨与第1胸肋软骨相连结。颈肋往往引起与前斜角肌综合征类似病变，即引起锁骨下动脉或臂丛受压症状。

四、颈椎的骨性标志及表面解剖标志

1. **胸锁乳突肌**　是颈部最重要的标志，常被用来帮助手术入路的定位，头部旋转时十分明显，胸锁乳突肌前方有一深沟，可触及颈部大的血管。

2. **甲状软骨**　位于颈部前正中线上，是喉部的重要标志，男性在外观上较女性更为突出。在甲状软骨上缘2.5cm处为舌骨体，吞咽及仰头时尤为明显。甲状软骨下方为环状软骨，环状软骨弓平对第6颈椎。

3. **胸骨柄**　胸骨柄上方约两横指为颈5～6间隙，三横指为颈3～5，对颈椎手术术前定位有意义。自胸锁关节向上画一条线至耳垂，在甲状软骨上缘平面下的一段代表颈总动脉的行路，其上段则为颈外动脉的行路。

4. **隆椎棘突**　颈部后正中沟下部的明显隆起。

五、颈椎的生理弧度

正常情况下，从侧方观察颈椎中段有一向前方凸出的弧度，称为颈椎生理弧度。通过X线片上的颈椎显像：沿此曲度走行，在各个颈椎椎体后缘形成的连续、光滑的弧形曲线，称之为颈椎生理曲线。

颈脊柱在胚胎时期是呈后凸的，在幼儿坐起后逐渐变为前凸，这种变化称为继发弧度。继发弧度的形成一般是由于负重后椎体及椎间盘前厚后薄所致。颈椎的生理弧度主要是颈4、颈5椎间盘前厚后薄造成颈椎中段有一向前凸出的曲度，这在侧位X线片上甚为明显。

测量颈椎生理弧度的方法：沿齿状突后上缘开始向下，将每一椎体后缘连成一弧线，再由齿状突后上缘至第7颈椎椎体后下缘做一条直线，弧线的最高点至直线的最大距离就是颈椎生理曲度的数值，正常范围在12±5mm，颈椎生理弧度数值为23±4°（图1-8）。颈椎生理弧度的存在，能增加颈椎的弹性，减轻和缓冲重力的震荡，防止对脊髓和大脑的损伤。由于长期坐姿、睡姿不良和椎间盘髓核脱水退变时，颈椎的前凸可逐渐消失，甚至可变直或呈反张弯曲，即向后凸，成为颈椎病X线片上较为重要的诊断依据之一。

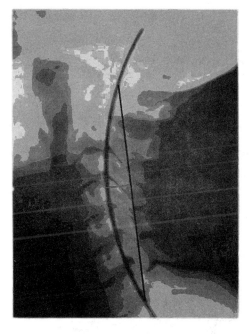

◎ 图1-8   颈椎正常生理弧度

第二节   颈椎的连结

颈椎的连结包括颈部关节及其稳定结构，颈部关节包括寰枕关节、寰枢关节、颈椎椎间关节、钩椎关节。

一、关节

（一）寰枕关节

寰枕关节（图1-9）由寰椎侧块上关节面与枕髁构成。关节囊起自枕髁的周围，止于寰椎上关节凹的边缘。关节囊的后部及外侧部肥厚，内侧部很薄，甚至缺如。关节囊的周围有寰枕前膜、寰枕后膜、寰枕外侧韧带等韧带加强。

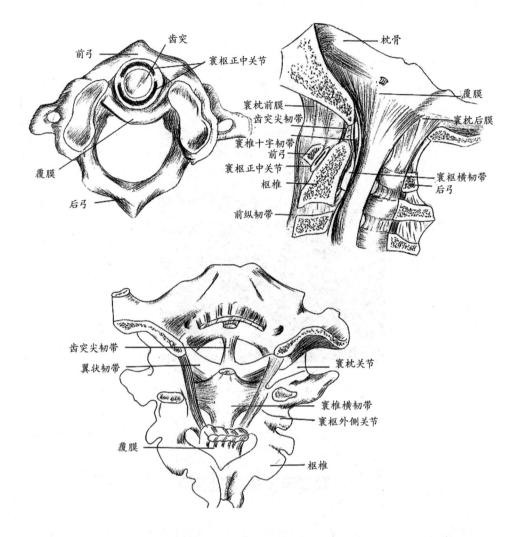

◎ 图1-9 寰枕关节

（二）寰枢关节

寰枢关节（图1-10）包括左、右寰枢外侧关节、寰齿前关节和寰齿后关节。寰枢外侧关节由寰椎的下关节面与枢椎的上关节面构成，寰齿前关节由枢椎齿突的前关节面与寰椎的齿突关节面构成，寰齿后关节由齿突后面与寰椎横韧带构成，关节周围均有关节囊附着，关节囊薄而松弛，另有寰枢前膜、寰枢后膜、寰椎十字韧带加强稳固。

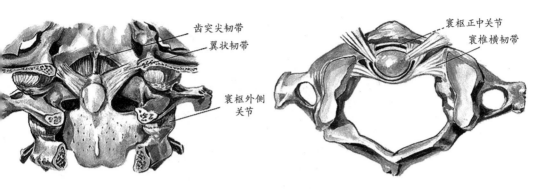

齿突尖韧带
翼状韧带

寰枢外侧
关节

寰枢正中关节
寰椎横韧带

◎ 图1-10 寰枢关节

（三）椎间关节

颈椎椎间关节即关节突关节，由上位颈椎的下关节突与下位颈椎的上关节突构成，关节面较平，上关节突朝向后上，下关节突朝向前下。关节面接近水平位，上面覆盖一层透明软骨，关节囊附着于关节软骨的边缘，较为松弛。关节囊内有滑膜，滑膜在关节面的周缘部。椎间关节构成椎间孔的后壁，前与椎动脉及颈神经根邻近。下部颈椎的椎间关节所承受的压力较上部颈椎大，发生骨质增生的机会较多。

（四）钩椎关节

钩椎关节又称Luschka关节，存在于颈3～7椎体之间，是由颈椎下位椎体侧后方的钩突与邻近上位椎体下面侧方的斜坡形成。其营养由椎动脉发出的根动脉分支供应，滋养动脉进入与钩突相对的上一椎体下缘。钩椎关节囊由窦椎神经（脊膜支）支配，内有丰富的有髓及无髓纤维，其中含有交感神经纤维的脊髓反支，主要支配钩椎关节囊壁及后纵韧带。

二、椎间盘

椎间盘（图1-11）是椎体间主要连接结构，由软骨板、纤维环及髓核组成，故又名椎间纤维软骨盘。自枢椎至骶骨相邻2个椎体之间均有椎间盘，共23个，寰枢椎之间无椎间盘。覆盖在椎体上、下面骺环中间骨面上的一层是软骨板，

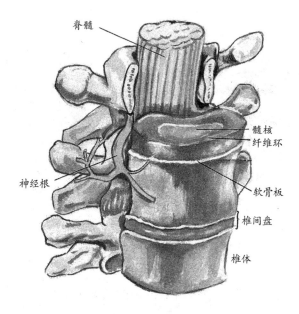

脊髓

髓核

纤维环

软骨板

椎间盘

椎体

神经根

◎ 图1-11 椎间盘

中间较薄呈半透明状。纤维环是其周围的纤维软骨细胞，质地坚韧，富有弹性。纤维环由内、中、外3层纤维组成，外层由胶原纤维构成，内层由纤维软骨带组成，纤维环前部和两侧部分最厚，后部薄，再加上前方有坚强的前纵韧带保护，因此髓核组织最从椎间盘的后方突出。髓核位于椎间盘中、后1/3处，属于一种类黏蛋白样物质，含水量较高，呈白色，具有一定的张力和弹性，其形状和位置可随外界的压力变化而发生改变。完整的软骨板与纤维环共同将髓核密封，使其保持一定压力状况。成年人的椎间盘组织是无血运的封闭组织，与周围循环系统隔绝，全部靠软骨终板的弥散作用来营养。

三、韧带

韧带主要包括连接颅底与颈椎各椎体之间的一些韧带。

1. 前纵韧带（图1-12）　位于椎体前面，起自枕骨底部和寰椎前结节，向下韧带纤维延伸，途经各椎体前面，止于第1或第2骶椎体前面，是人体最长的韧带。前纵韧带的宽度和厚度在各个不同部位有明显差异，在颈椎及其椎间盘部较阔，但略薄。前纵韧带系由浅层、中层和深层等3层并列的纵形纤维组织而成，在椎体水平与椎体之间连接较疏松，而与椎体边缘和椎间盘连接紧密并紧贴其表面，具有维持椎体前方稳定性的作用。

2. **后纵韧带（图1-12）**　位于椎管前壁内面，起自寰椎椎体后面，连接于覆膜，向下沿着各椎体的后缘达骶骨并移行于骶尾后深韧带。后纵韧带的宽度和厚度在各个不同部位有明显差异，颈椎及其椎间盘部较宽阔，在椎体后部较为薄弱。后纵韧带在椎间盘水平与纤维环连接紧密，而在椎体水平连接较疏松，其间有椎体静脉通过。后纵韧带虽然细长但较坚韧，韧带的中央部较厚，两侧延展部薄弱，故椎间盘髓核突出常常发生在后纵韧带的两侧，较少见于中央部。

3. **黄韧带（图1-12）**　由弹性纤维组成，呈膜状，因其颜色为黄色，故称之为黄韧带。黄韧带上方起自上位椎板的下缘，下方附着于下位椎板的上缘和背部，成节段性的分布于椎板间。黄韧带前面凹陷、光滑，正中部有一裂隙，其间有少量脂肪组织，并伴有静脉通行。黄韧带厚度和宽度在各个不同部位有明显差异，颈椎节段薄而宽，而在同一节段的黄韧带，上部较薄，下方较厚。在一定弹性范围内黄韧带可以伸展和短缩，以限制脊柱过度前屈。

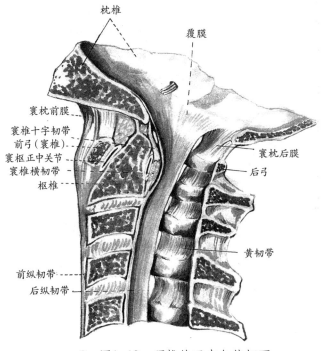

◎　图1-12　颈椎的正中矢状切面

4. 棘间韧带（图1-13） 位于相邻椎节的棘突之间。韧带沿棘突根部到棘突尖部，充盈整个棘突间。颈椎棘间韧带发育欠佳，较松弛薄弱。

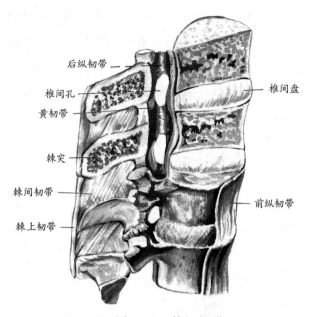

后纵韧带
椎间孔
黄韧带
棘突
棘间韧带
棘上韧带
椎间盘
前纵韧带

◎ 图1-13 棘间韧带

5. 项韧带（图1-14） 为棘上韧带在颈部移行而形成，是一层向上的三角形

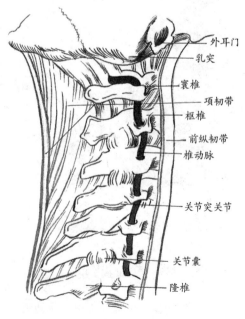

外耳门
乳突
寰椎
项韧带
枢椎
前纵韧带
椎动脉
关节突关节
关节囊
隆椎

◎ 图1-14 项韧带

弹性纤维膜，基底部附着于枕外隆凸和枕外嵴，尖部向下同寰椎后结节及其以下6个颈椎棘突的尖部相连，后缘游离而肥厚，有斜方肌附着，主要作用是维持头颈部的直立体位。

6. 关节囊韧带　是指包绕相邻椎体间关节突关节囊外面的韧带，该韧带坚韧，加强关节囊的保护作用。

7. 横突间韧带　位于相邻两个椎节的横突之间，呈扁平膜状，在颈椎不发达，也非常薄弱，对脊椎联结和稳定功能无重要作用，但对椎体间关节的稳定性有保护作用。

第三节　颈神经

一、脊髓

（一）脊髓的外现形态与结构

脊髓位于椎管的中央，呈扁圆柱状，根据走行部位可分为颈髓、胸髓、腰髓、骶髓和尾髓五个部分。脊髓与延髓相续，上端较大，下端变尖，形似圆锥，故称脊髓圆锥。由脊髓圆锥末端向下延续为一根细丝，称为终丝。终丝下行经骶管止于第2尾椎的背面。脊髓全长粗细不等，有颈膨大和腰膨大两个膨大：颈膨大位于$C_4 \sim T_1$，以C_6节段最粗；腰骶膨大位于$T_{11} \sim L_1$节段，于T_{12}处最粗，腰、骶、尾段的神经根在未出相应的椎间孔之前，在椎管内垂直下行，围绕终丝形成马尾。脊髓发出31对脊神经，包括8对颈神经、12对胸神经、5对腰神经、5对骶神经和1对尾神经。

脊髓表面有数条纵线（图1-15）。前侧正中线上有一纵行深约3mm的深裂，为前正中裂，而与其相对的背侧正中线上有一浅沟称为后正中沟，在颈脊髓和胸脊髓上部，后正中沟和后外侧沟之间有一浅沟为后中间沟，此沟将薄束、楔束分开。在后正中沟的深部有由薄层胶质板所形成的后正中隔，深达灰质约5mm。脊髓后外侧，左右各一浅沟，后根根丝由此穿入，称为后外侧沟。

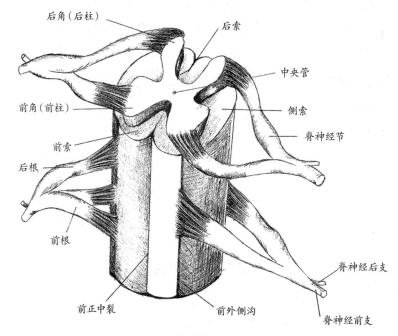

后角（后柱）
后索
中央管
前角（前柱）
侧索
前索
脊神经节
后根
前根
脊神经后支
前正中裂
前外侧沟
脊神经前支

◎ 图1-15 脊髓横切与脊神经根

前、后外侧沟分别连有由数条成列根丝组成一对神经根，称为前根和后根。前根由传出纤维组成，后根由传入纤维组成，前根、后根在椎间孔处合为脊神经。

1. 脊髓的被膜　脊髓外面覆盖有3层被膜，具有保护和支持脊髓的作用（图1-16）。外层为坚韧结缔组织形成的硬脊膜；中层为松散的胶原纤维、弹性纤维和网状纤维组成的一层半透明的薄膜，称为蛛网膜；内层紧贴于脊髓表面，由柔软且富有血管的膜状组织组成的软脊膜。硬膜与椎骨骨膜间有一狭窄的腔隙，称为硬膜外隙，其内充满富有脂肪的疏松结缔组织和静脉丛；硬膜内面与蛛网膜紧密相贴，两者之间有一潜在腔隙，称为硬膜下腔，其中含有少量起润滑作用的浆液。蛛网膜与软脊膜之间有一较宽大的腔隙，称蛛网膜下隙，其内充满脑脊液。

2. 脑脊液　是无色透明的液体，内含较多电解质，极少量的蛋白质和细胞，比重为1.004～1.007，与血液渗透压平衡。脑脊液总量为100～180mL，脑室内占30～50mL，脊髓蛛网膜下腔占70～80mL。正常压力为9.33～16kPa。脑脊液产生于侧脑室的脉络丛，流经各脑室、蛛网膜下腔和脊髓中央管，后经吸收回到静

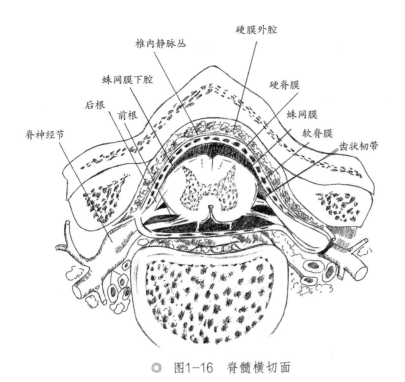

椎内静脉丛　　硬膜外腔

蛛网膜下腔　　　　　　　硬脊膜

后根　　　　　　　　　　蛛网膜

前根　　　　　　　　　软脊膜

脊神经节　　　　　　　　齿状韧带

◎ 图1-16　脊髓横切面

脉。脑脊液主要功能为输送营养物质到神经组织、排出代谢产物，并能平衡颅内压，缓冲脑和脊髓的压力，对脑和脊髓具有保护和支持作用。如果脑脊液产生过多，或循环通路受阻，均可导致颅内压升高并产生严重症状。

（二）脊髓的内部结构

脊髓由灰质和白质组成（图1-17）。

1. **灰质**　位于脊髓的中央，呈蝴蝶形或"H"状，以中央管为中心，左右对称，由神经细胞体和树状突及神经末梢等构成。全部的灰质连成柱状，向前突出的部分称为灰质前柱，主要支配骨骼肌的运动；向后突出的部分称为灰质后柱，由中间神经元聚集成的神经核组成，是痛温觉的感觉部分；侧柱位于下颈段及胸脊髓，为脊髓交感神经中枢。

2. **白质**　位于脊髓周围，由上下纵行的有髓神经纤维组成，是脊髓节段间和脊髓与大脑之间的"联络官"。按部位分为前索、侧索和后索3部分。

（1）前索：位于前正中裂与前外侧沟之间，包括下行的皮质脊髓前束、顶盖脊髓束、内侧纵束和前庭脊髓束，上行的脊髓丘脑前束。皮质脊髓前束主要支

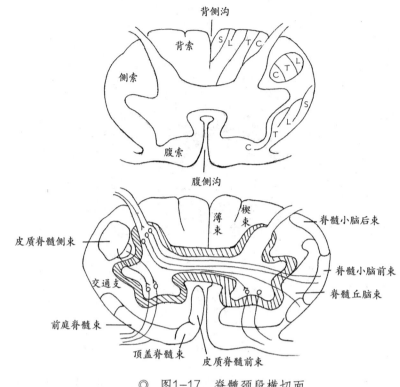

◎ 图1-17 脊髓颈段横切面

配上肢和颈部肌肉，顶盖脊髓束主要传导视、听反射，内侧纵束主要参与头颈肌的共济运动和姿势反射，前庭脊髓束参与身体平衡反射，脊髓丘脑前束主要传导触觉。

（2）侧索：位于脊髓的两侧部前外侧沟和后外侧沟之间，由上行的脊髓丘脑、脊髓小脑束和下行的皮质脊髓侧束、红核脊髓束组成：脊髓丘脑束主要传导痛觉、温度觉和粗触觉，脊髓小脑束主要传导本体感受性冲动和支配无意识性协调运动，皮质脊髓侧束主要参与人体的随意运动，红核脊髓束参与人体的姿势调节。

（3）后索：主要为上行纤维，有内侧的薄束和外侧的楔束主要传导本体感觉、深触觉和压迫觉。

（三）脊髓的感觉与运动传导通路

1. 感觉传导通路 脊髓的感觉传导束主要有浅感觉、深感觉和本体感觉传导束（图1-18）。

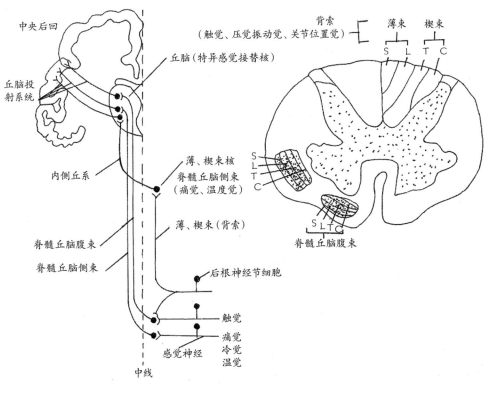

◎ 图1-18 感觉传导通路

（1）浅感觉传导通路：主要由脊髓丘脑束完成，主要传导躯干和四肢的痛、温度觉及粗触觉。躯干、四肢的浅感觉由传入神经传至脊髓背角，在背角灰质区换神经元，再发出纤维在中央管下交叉到对侧，分别经脊髓丘脑侧束（痛温觉）和脊髓丘脑腹束（轻触觉）前行达丘脑。再由丘脑更换第三级神经元，投射到大脑皮质的躯体感觉区。

（2）深感觉传导通路：传导本体感觉和精细触觉，位于脊髓后索内。由这些部位的感受器所发出的冲动经脊神经传入脊髓背角，沿同侧背索前行抵达延髓的薄束核和楔束核。在此更换神经元并发出纤维交叉到对侧，经内侧丘系达丘脑，在丘脑换第三级神经元投射到大脑皮质的躯体感觉区。

（3）小脑本体感觉径路：由脊髓小脑束传导非意识性或反射性固有觉，将颈、躯干以及四肢的肌肉关节冲动传至小脑，再由小脑反射性地调节肌肉运动，以维持身体平衡。

2. **运动传导通路** 运动传导通路主要由支配随意运动的锥体系和支配不随意运动的锥体外系组成。大脑皮质的随意冲动经上、下运动神经元传导，另有网状脊髓束、红核脊髓束和顶盖脊髓束等自大脑发出的下行传导束组成锥体外系来参与运动功能的完成。

二、颈脊神经根和脊神经

脊神经由前根（运动）和后根（感觉）所构成。两根在脊髓同一节段相连，并于椎间孔附近合成一个干，即脊神经（图1-19）。

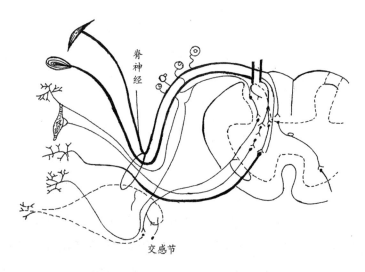

◎ 图1-19 脊神经组成模式图

（一）脊神经根

脊神经根分为前根（腹侧根）和后根（背侧根）。前根由脊髓前角细胞发出的躯体运动纤维构成，分布于横纹肌，前根内的纤维可分为粗大和细小的有髓纤维：粗大纤维是躯体运动纤维，细小纤维由自主神经的节前纤维和维持横纹肌张力的运动纤维组成。后根附着于脊髓的后外侧沟，后根粗大三倍于前根，后根可分为粗大的有鞘纤维和细小的无鞘纤维：有鞘纤维为来自肌和腱内的触、压觉感受器传入纤维，无鞘纤维为冷热、痛觉感受器传入纤维。后根上有一呈纺锤形的膨大，长4~6mm，称为脊神经节又称后根节，神经节血管丰富，节内含有许多感觉神经细胞和有髓或无髓神经纤维。在腰骶后根中，自脊髓至神经节，有散在的、集合成群的神经细胞，如小神经节状，被称为迷走神经节。

脊神经的走行部位不同，前、后根的排列关系也会发生变化，在椎管内时前根在前，后根在后，但当穿出硬脊膜时前、后根在椎间孔中部呈上下排列，前根在下，后根在上，然后两者在神经节的远端合二为一组成脊神经。

（二）神经根及其周围结构

脊神经的前根和后根发出后向椎间孔行走，当穿经软脊膜和蛛网膜时，这两层膜分别形成鞘状，包绕前后根的周围。蛛网膜下腔也存在于两鞘之间。两根继续前行，硬脊膜也分别成鞘包绕。至后根节处，两根合二为一，硬脊膜鞘也随之为一个鞘。成为脊神经被膜，即神经外膜。神经根（图1-20）穿越椎间孔时，附着于椎间孔周围的骨膜上，对脊神经和脊髓具有支持和固定作用。

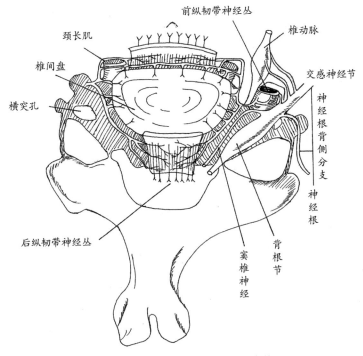

◎ 图1-20　神经根及其周围结构

（三）颈脊神经

脊神经穿出椎间孔后即分为3支，即前支、后支和脊膜支（图1-21）。

1. 脊膜支 又称返神经，为一极小的一个分支，在脊神经分为前支与后支之前分出，反向行走，再经椎间孔进入椎管，又称为窦椎神经（图1-22）。进入椎管后，分成较大外支和较小降支，并相互吻合形成脊膜前丛和脊膜后丛。脊膜支分布于脊膜、椎骨、韧带、关节囊、后纵韧带及脊髓的血管等，颈椎、椎管内病变刺激脊膜丛的神经纤维可以产生自主神经疼痛或异常表现。

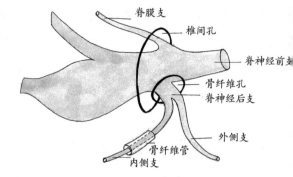

◎ 图1-21 脊神经分支示意图

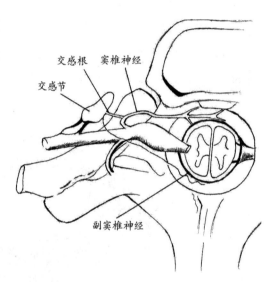

◎ 图1-22 窦椎神经

2. 后支 除颈1（C_1）、颈2（C_2）的脊神经的后支较粗大外，颈3～7（C_3～C_7）的脊神经的后支均较前支细小。除第1颈脊神经后支（即枕下神经）无分支外，其余节段的颈脊神经后支自脊神经分出后，向后绕过椎间关节，由横突间穿过并分为内侧支和外侧支，分布于附近的骨、关节及肌肉，其末梢穿至皮下形成皮神经。枕下神经属于运动神经，主要支配枕下三角周围肌肉，主导头部作旋转活动。第2颈脊神经后支最为粗大，其内侧支又称为枕大神经，支配枕骨下部肌肉，枕大神经绕头下斜肌时，发出分支与枕下神经和第3颈脊神经后支相连形成颈后神经丛。第1～2颈脊神经分别从寰枕和寰枢间狭窄的骨性间隙穿出，在外伤、颈部过度后伸时，很容易受到挤压和刺激。第2～5颈脊神经后支的内侧支支配皮肤感觉，其余后支支配肌肉运动。

3. 前支 颈脊神经前支相互连接组成颈丛和臂丛，颈脊神经根前支还形成胸

长神经、胸背神经、肩胛背
神经和肩胛上神经等，分别
支配肩、胸部肌肉。

（1）颈丛：由第1~4
颈神经前支组成，位于胸锁
乳突肌上部的深方，中斜
角肌和肩胛提肌起端的前
方，分为浅支和深支（图
1-23）。

浅支亦称为颈丛皮支
（图1-24），由胸锁乳突肌
后缘中点附近穿出，位置表
浅，散开行向各方，其穿出
部位，是颈部皮肤浸润麻醉
的一个阻滞点，包括枕小神
经、耳大神经、颈皮神经、锁
骨上神经，主要支配其走行区
域的颈部皮肤感觉。

深支又称颈丛运动支，
分布于胸长肌、斜角肌等颈
深部肌肉及舌下肌，主要支
配颈部深肌，肩胛提肌、舌
骨下肌群和膈肌。膈神经沿
前斜角肌下行，穿过锁骨下
动、静脉之间降至膈肌中心
腱附近达膈肌。膈神经损伤
的主要表现是同侧的膈肌瘫
痪，腹式呼吸减弱或消失，

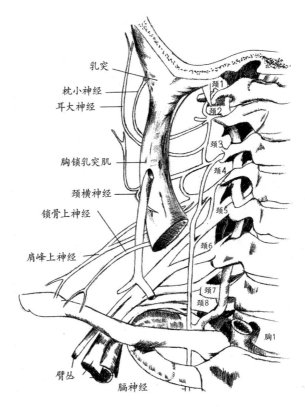

◎ 图1-23 颈丛神经

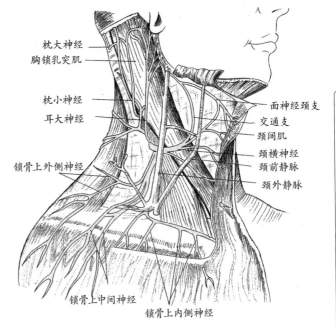

◎ 图1-24 颈丛神经皮支

第一章 颈部解剖知识概述

严重者可有窒息感，膈神经受刺激时可发生呃逆。

（2）臂丛：在锁骨平面以上，第5～8颈脊神经前支和第1胸脊神经前支的大部分神经纤维相互连结组成上、中、下3干。第5～6颈脊神经根组成上干，第7颈脊神经根组成中干，第8颈脊神经根和第1胸脊神经根组成下干（图1-25）。每个干在锁骨上方或后方又分为前、后两股，由上、中干的前股合成外侧束，下干前股自成内侧束，三干后股汇合成后束。外侧索向下构成肌皮神经，内侧束向下构成尺神经，外侧束、内侧束各分出一股合为正中神经，后束向下构成桡神经。臂丛在锁骨中点后方比较集中，位置浅表，容易摸到，常作为臂丛阻滞麻醉的部位。

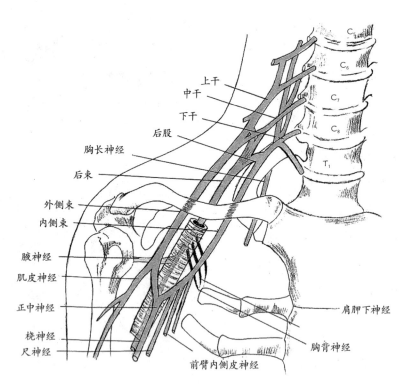

◎ 图1-25 臂丛神经

（四）颈交感神经

颈部交感神经（图1-26）的分布范围广泛，可伴随颈外动脉支配面部的汗腺和血管，颈内动脉周围的分支则可支配大脑、眼底、瞳孔、竖毛肌等，椎动脉周

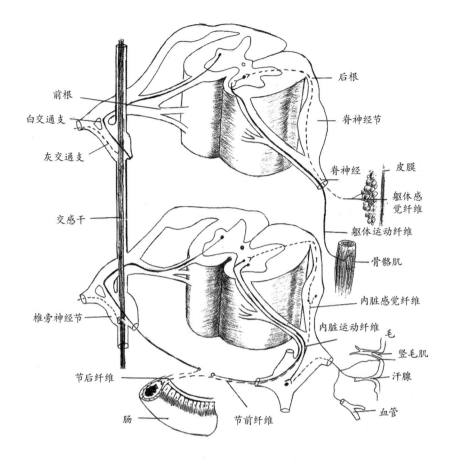

前根

白交通支

灰交通支

交感干

椎旁神经节

节后纤维

肠

后根

脊神经节

脊神经

皮膜

躯体感
觉纤维

躯体运动纤维

骨骼肌

内脏感觉纤维

内脏运动纤维

毛

竖毛肌

汗腺

血管

节前纤维

◎ 图1-26 交感神经示意图

围分支可支配脑干、小脑、大脑颞叶和内耳血管等。另外，还可发出分支分布到咽部和心脏，所以当颈部外伤或患有颈椎病时，由于刺激交感神经而引起非常复杂的临床表现。

颈部有两个交感神经干，位于颈椎前外方和颈动脉鞘的后方。通常各有3～4个神经节，称为颈上、颈中和颈下神经节，有时还有颈中间神经节。颈上神经节是神经节中最大的一个，呈梭形或扁圆形，位于寰椎、枢椎或颈2～3横突的高度；颈中神经节位于颈6水平，形态变化较大，但多呈卵圆形，较细小，偶尔缺如，颈中神经节之间有多支或双支的节间支，并可形成襻状包绕锁骨下动脉近侧和椎动脉，分别称为锁骨下襻和椎动脉神经节（颈中间神经节）；颈下神经节位于颈7横突与第1肋骨头之间，锁骨下动脉发出椎动脉处的后方，以及第8颈脊神经的前方，颈下神经节与第1胸脊神经节组成较大的星状神经节。

第四节　颈部血管

一、颈椎的动脉

横突前区和椎管内的动脉来自椎动脉、甲状腺下动脉和颈升动脉，它们向椎体发出的周围支，在颈长肌的内侧缘处吻合成一纵行动脉链，上达寰椎前结节，链上发出的横支在前纵韧带深面横过椎体与对侧者吻合。分布于椎管内的脊支主要由椎动脉发出，又名椎间动脉。横突后方的动脉绝大部分来自颈深动脉，有的来自枕动脉降支。椎弓外面的营养动脉多从峡部的旁中央沟进入骨内，椎弓内面的营养动脉多从根和板的连接线中点附近进入骨内。

1. **椎动脉** 左右各一，左侧常比右侧略粗，多起自锁骨下动脉第一段的后上方，少数发自主动脉或无名动脉，穿过第6至第1颈椎横突孔，经枕骨大孔入颅腔，行于延髓腹。椎动脉侧，在脑桥下缘，左右椎动脉合成1条基底动脉（图1-27）。基底动脉沿脑桥基底沟上行至脑桥上缘，分为两条大脑后动脉。两条大脑前动脉之间有前交通支连接起来，两侧颈内动脉与大脑后动脉之间，有后交通支连接起来，构成脑底动脉环。当此环的某处血液障碍时，可互相调节供应。此外，颈内动脉通过眼动脉，还可

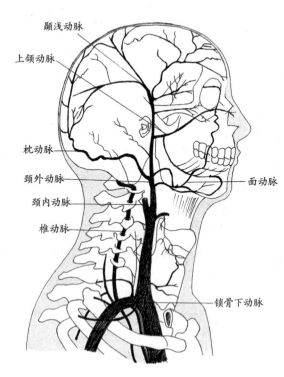

颞浅动脉
上颌动脉
枕动脉
颈外动脉
颈内动脉
椎动脉
面动脉
锁骨下动脉

◎　图1-27　颈椎动脉分布

以与面、上颌、颞浅等动脉吻合。椎动脉还有许多途径与大脑表面的动脉吻合，侧支循环非常丰富。因此，有时某一动脉发生阻塞时，可由侧支循环代偿，临床上可不出现症状。可供给大脑血10%～15%的流量，供应脊髓、脊神经根及附属组织90%的血流量。

根据其循经部位和行程，通常将其分为4段（图1-28）。第1段（颈段）为自锁骨下动脉发出至进入颈椎横突孔之间的部分，第2段（椎骨段）为穿经颈椎横突孔的部分，第3段（枕骨大孔段）位于枕下三角区，第4段（颅内段）自枕骨大孔进入颅腔到达脑桥下缘。

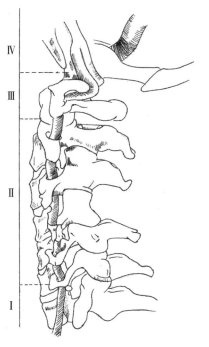

◎ 图1-28 椎动脉分段示意图

左右椎动脉在汇合前先发出脊髓后动脉，自前方转向后方，沿脊髓背侧迂曲下降。再发出脊髓前动脉，左右各一支，行至锥体交叉处汇合为一支，沿脊髓正中裂下行。

2. 齿突的动脉供应 由椎动脉发出的前升动脉、后升动脉和由咽升动脉发出的前水平动脉、后水平动脉供应（图1-29）。这4对动脉在齿突顶吻合成顶弓。前、后升动脉各发一营养动脉于齿突基底部进入齿突内，是齿突的主要动脉。齿

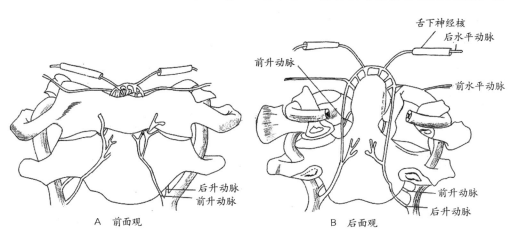

A 前面观

B 后面观

舌下神经核
后水平动脉
前升动脉
前水平动脉
后升动脉
前升动脉
后升动脉

◎ 图1-29 齿突的动脉供应

突尖部由顶弓发支供应，经齿突尖韧带、翼状韧带进入齿突。

二、颈椎的静脉

脊椎的静脉广泛吻合成丛，也称作脊椎静脉丛，可分为椎管外静脉丛和椎管内静脉丛两大部分（图1-30）。其共同特点是：①无瓣膜，血液可以双向流动；②管壁薄，同一段血管可口径不一，成局部膨大甚至串珠状；③不与动脉密切伴行。

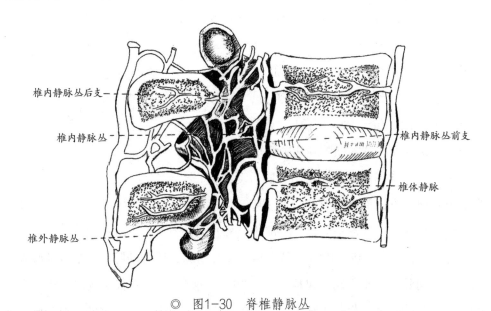

椎内静脉丛后支

椎内静脉丛

椎外静脉丛

椎内静脉丛前支

椎体静脉

◎ 图1-30 脊椎静脉丛

椎管外静脉丛位于椎体的前外侧面和椎板后方，围绕椎体，主要收集椎体、前纵韧带及椎管内的静脉，与椎体内静脉交通，椎管外静脉丛以颈段最发达，后汇流入椎静脉、肋间后静脉、腰静脉、骶正中静脉和骶外侧静脉。椎管内静脉丛位于硬膜腔内，贴附椎管前、后壁，周围填充丰富的脂肪组织，可分成椎管内前静脉丛和椎管内后静脉丛两部分，主要收集椎体及脊髓内的静脉，前后静脉丛相互吻合呈网状，并向椎间孔汇集成椎间静脉出椎间孔，每孔可有静脉1~3支，分别行于椎间孔的上、下份，向外开口于椎静脉、肋间后静脉、腰静脉和骶外侧静脉。

三、颈脊髓的血液循环

脊髓的血供较丰富，动脉来源主要有发自椎动脉的脊髓前动脉和脊髓后动脉，以及来自节段动脉的椎间动脉脊膜支（图1-31）。

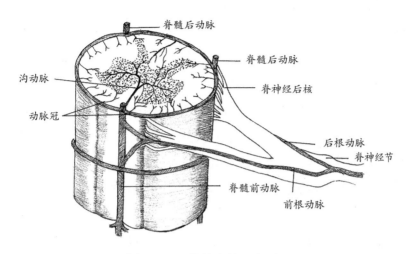

◎ 图1-31A 脊髓血供示意图

脊髓前动脉和节段性动脉发出的脊髓前支吻合而成脊髓前正中动脉，沿脊髓前正中裂走行，粗细不一，有时偏离中线，成环或双重。由脊髓前正中动脉发出一系列的中央支，进入前正中裂，交替进入脊髓左侧或右侧，分布于灰质前柱、侧柱、中央灰质和后柱底部以及前外侧索的深部。脊髓后动脉与节段性动脉脊支发出的脊髓后支吻合而成的脊髓后外侧动脉，在后外侧沟处多围绕脊神经后根根系成丛状，发支供应脊髓后柱和后索。脊髓外侧表面软膜内，脊髓前正中动脉和脊髓后外侧动脉间，还有许多横行吻合动脉，称动脉冠，由此发支供应前外侧索的前部。脊

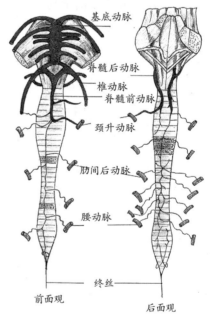

◎ 图1-31B 脊髓血供示意图

髓下端，脊髓前正中动脉变细，向下延续为终丝动脉，并在脊髓圆锥处向侧方发出圆锥吻合动脉，向后连于脊髓后外侧动脉。

脊髓的静脉分布同动脉基本相似。脊髓表面有6条纵行静脉，即前正中裂的脊髓前正中静脉，后正中沟后方的脊髓后正中静脉，以及沿前外侧沟和后外侧沟走行的2条脊髓前外侧静脉和2条脊髓后外侧静脉。脊髓前面有6～11条前根静脉，后面有5～10条后根静脉，分别同上述静脉相吻合，形成软骨膜静脉丛。后根静脉回收后索、后柱和一部分侧索的静脉，前根静脉通过沟静脉回流前索和前柱内部的静脉血。前柱外侧部、侧柱和人部分侧索的静脉血，则先回流到静脉冠。静脉血液经根静脉通过椎间静脉汇入椎静脉和颈深静脉。另外脊髓软脊膜静脉丛和椎间静脉丛有许多吻合支，故其静脉血亦可经椎内静脉丛进入椎内静脉，同时椎内后静脉丛和椎外后静脉丛间也有吻合支，脊髓静脉血也可通过这一通路回流。

1. 脊髓前动脉　发自椎动脉，沿延髓的腹侧面向下行走，逐渐向中线靠拢汇合形成一条脊髓前动脉，脊髓前动脉沿前正中裂下行至脊髓末端，供应脊髓全长，途中接受6～8支前根动脉。在下降过程中有2个分支，一支绕脊髓向后与脊髓后动脉的分支吻合，形成动脉冠；另一支又称沟动脉，进入前正中裂后，左右交替进入脊髓，穿过白质前连合，分布于脊髓灰质的前柱、侧柱和后柱基底部，以及白质的前索和侧索深部。在颈段，脊髓前动脉每厘米发出5～6条沟动脉，每支沟动脉供血范围为0.4～1.2cm^2，约占脊髓横断面的2/3。

2. 脊髓后动脉　发自椎动脉内侧或小脑后动脉，左右各一，沿脊髓后外侧沟下降，沿途接受5～8条后根动脉，在后根的侧方进入脊髓，分布于后索和后柱，供应脊髓后1/3部分。

3. 椎间（节段性）动脉　脊髓的节段性动脉有许多来源，根据部位不同，可发自椎动脉、颈深动脉、肋间动脉、腰动脉或骶中动脉。在颈部，主要为椎动脉的分支，沿脊神经经椎间孔进入椎管，但第6、7对颈节段性椎间动脉来自颈胸干的颈升动脉，第8对颈节段性动脉通常发自肋颈干的颈深动脉。节段性动脉在通过椎间孔时开始分叉，发出前、后根动脉。

发出节段性动脉的血管之间存在着广泛的吻合支。颈段的椎动脉、颈升动脉、颈深动脉和枕动脉就吻合成一个枕下十字动脉吻合，这对保证颈髓供血，特别是保证颈膨大的血液供应有重要的作用，是一种脊髓血供的自我保护结构。

4. 前根动脉　沿脊神经前根达脊髓正中裂，分为升支和降支，与相邻前根动脉的降支和升支吻合，并同脊髓前动脉相延续。这种连结形式使得动脉血供方向呈节段性，两个来源不同分布区的移行带血流方向相反，血供最差。其中有一支较大为腰骶膨大动脉（又称大前根动脉或Adamkiewicz动脉），另有一支次大的叫颈膨大动脉，这两支根动脉是脊髓的重要供血动脉，一旦损伤或闭塞，可造成截瘫。

5. 后根动脉　达脊髓后外侧沟时，在后根丝的侧方与前根动脉一样，分为升支和降支，同相邻的降支和升支吻合，延续为脊髓后动脉。

第五节　颈部的肌肉和筋膜

一、颈部的筋膜

（一）颈浅筋膜

颈浅筋膜内含有浅部血管和神经。在颈后三角的前下部的浅筋膜内，含有颈阔肌，为薄而阔的肌片，起于锁骨下方浅部的浅筋膜内，向上越过颈部而达于面部，颈部的浅筋膜就借此颈阔肌而分开，受面神经支配。颈部手术性时如此肌不能被完好地缝合，将形成较大瘢痕。颈部皮神经为颈丛的分支，均在胸锁乳突肌后缘中点穿出，主要传导颈部的皮肤感觉，如其受到损伤会导致该神经走行区域的皮肤感觉大部分消失（图1-32）。颈部浅静脉主要是颈外静脉，另外颈横静脉和肩胛上静脉自其后注入。颈浅筋膜内的淋巴群主要为颈前淋

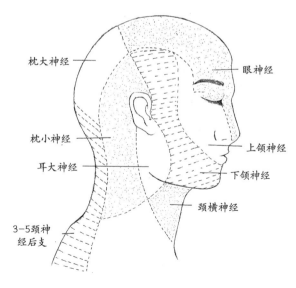

◎　图1-32　头颈部皮神经分布图

巴结群，位于颈阔肌下，有4～6个在颈外静脉附近，其输出管入颈深下淋巴结。

（二）颈深筋膜

颈深筋膜为完整被膜形成的套层，除颈部浅层的神经、血管和颈阔肌由颈浅筋膜包裹外，所有颈部软组织均为其包裹，对颈部肌肉、咽、气管、食管、淋巴结及大血管和神经起支持保护作用（图1-33）。颈深筋膜浅层又称封套筋膜，包

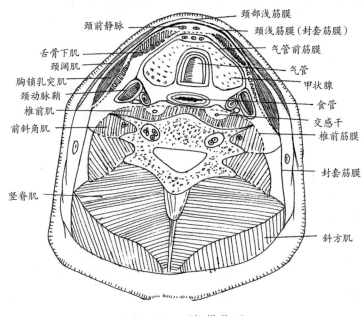

◎ 图1-33 颈部横截面

绕胸锁乳突肌、斜方肌、腮腺以及下颌下腺。由颈深筋膜的深面发出甚多筋膜，主要包括椎前筋膜、气管前筋膜、颈血管鞘。椎前筋膜较厚，位于咽和食管的后方，覆盖椎前肌、颈长肌、头长肌、头前直肌、头外侧直肌和前纵韧带，以上肌肉和韧带之间形成椎前间隙。气管前筋膜由胸锁乳突肌的封套层衍化而来，位于气管和舌骨下肌群之前，上缘固定于甲状软骨和环状软骨，下缘下行和心包连接，可分为两层，前层包围肩胛舌骨肌和胸骨舌骨肌，后层包裹胸骨甲状肌，另外包绕甲状腺成为一鞘。颈血管鞘一管膜鞘，包裹颈总动脉、颈内静脉和迷走神经，覆盖颈总动脉的部分较厚，覆盖颈内静脉的部分较薄。颈血管此鞘的后壁有交感干，并椎前筋膜相粘连但不紧密；前壁有舌下神经降支，并气管前筋膜相融合。

二、颈部肌肉

颈椎连接头颅与躯干，活动范围较大，周围肌肉丰富。通常以斜方肌为界，前方的称为颈部肌肉，后方的称为项部肌肉。根据部位可分为颈浅外侧肌、颈前肌、颈深肌和颈后部肌肉。

1. 颈浅外侧肌 包括颈阔肌和胸锁乳突肌。

（1）颈阔肌：位于颈部浅筋膜中，为一皮肌，薄而宽阔，也属于表情肌（图1-34）。起自胸大肌和三角肌表面的深筋膜，向上止于口角。受面神经支配，可使口角下拉、嘴巴向下伸张，并能使颈部皮肤出现皱褶。

（2）胸锁乳突肌：是颈部的重要标志，有两个头，一个头起自胸骨柄前面，另一头起自锁骨的胸骨端，均止于颞骨的乳突。由副神经及第2～4颈神经前支支配，一侧收缩，使头向同侧屈，并转向对侧，两侧收缩使头后伸，一侧肌肉挛缩可引起斜颈（图1-35）。

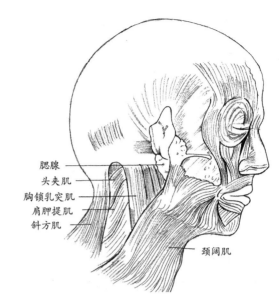

腮腺
头夹肌
胸锁乳突肌
肩胛提肌
斜方肌

颈阔肌

◎ 图1-34 颈阔肌侧面观

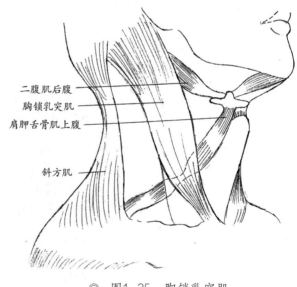

二腹肌后腹
胸锁乳突肌
肩胛舌骨肌上腹

斜方肌

◎ 图1-35 胸锁乳突肌

2. 颈前肌 包括舌骨上肌群和舌骨下肌群（图1-36）。

舌骨上肌群包括二腹肌、下颌舌骨肌、茎突舌骨肌、颏舌骨肌，舌骨下肌群包括肩胛舌骨肌、胸骨舌骨肌、胸骨甲状肌和甲状舌骨肌，这些肌肉共同控制舌骨的上提、下降活动，另外二腹肌还能降下颌骨及参与吞咽、咳嗽活动。

3. **颈深肌** 主要为斜角肌群，包括前斜角肌、中斜角肌和后斜角肌三组（图1-37）。

前斜角肌位于胸锁乳突肌的深面，起于颈3～6横突前结节，向下外止于第1肋骨内侧缘和斜角肌结节。中斜角肌起于寰椎和颈2～6横突的后结节，

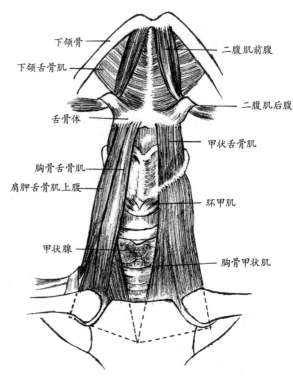

◎ 图1-36 颈前肌

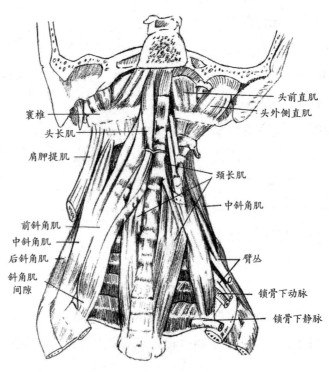

◎ 图1-37 斜角肌群

止于第1肋骨上面锁骨下动脉沟之后。后斜角肌起于颈4～6横突的后结节，止于第2肋骨的外侧面。前斜角肌可使颈椎侧曲，前斜角肌帮助颈部屈曲，后斜角肌使颈部稳固、参与吸气运动，在举高和搬动物品时也参与抬高胸廓。臂丛神经在前斜角肌与中斜角肌间隙穿过，该组肌肉痉挛，可挤压臂丛，出现前斜角肌综合征。

4. **颈后部肌肉**　包括斜方肌、肩胛提肌和枕骨下肌群。

斜方肌和肩胛提肌可使肩胛骨上提而帮助上肢上举。上肢持重时，外力经此组肌肉传递至颈椎，使颈椎受到挤压。枕骨下肌群包括头后大直肌、头后小直肌、头上斜肌和头下斜肌，具有使头颅旋转和后仰的作用。头后小直肌、头上斜肌和头下斜肌形成三角形间隙，枕动脉及枕下神经由此间隙穿出，第2颈神经的后支由头下斜肌的下方穿出。枕骨下肌群肌肉痉挛，能刺激或压迫枕下神经、枕大神经和椎动脉，从而引起相应的症状。

第六节　颈部断层解剖

颈部以脊柱颈段为中心，外包皮肤、皮下组织和肌肉，呼吸道、消化管颈段及甲状腺等脏器位居颈前肌群与颈椎体之间，颈部的大血管及重要神经纵行于两侧。颈部的深筋膜分浅、中、深三层包裹颈项部肌肉、颈部脏器和血管神经，并形成筋膜鞘和筋膜间隙，由浅入深为封套筋膜（颈深筋膜浅层）、气管前筋膜及颈动脉鞘（颈深筋膜中层）及椎前筋膜（颈深筋膜深层）。封套筋膜像围脖一样包绕胸锁乳突肌和斜方肌，后连项韧带；气管前筋膜（又称内脏筋膜)包绕颈部脏器及其两侧的颈部大血管，包围后者形成颈动脉鞘，鞘内包有颈总动脉或颈内动脉（内侧）、颈内静脉（外侧）及迷走神经（后方）；椎前筋膜覆盖于颈椎体、头长肌、颈长肌及交感干等深层结构的前面，两侧向后续于项筋膜包绕项部肌肉。胸锁乳突肌与其内侧舌骨下肌群，分别受副神经及颈丛神经支配，两侧颈长肌分别受左右颈丛神经支配（图1-38）。

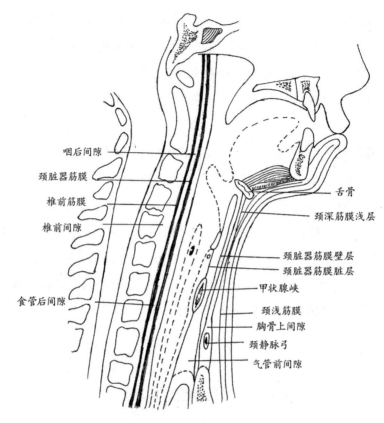

咽后间隙
颈脏器筋膜
椎前筋膜
椎前间隙

食管后间隙

舌骨
颈深筋膜浅层

颈脏器筋膜壁层
颈脏器筋膜脏层
甲状腺峡
颈浅筋膜
胸骨上间隙
颈静脉弓
气管前间隙

◎ 图1-38 颈部正中矢状位断面

第七节 关节、韧带和椎间盘的功能解剖

正常颈椎的运动是骨、关节与肌肉、韧带等软组织复杂作用的结果，它的每一个动作既是简单的，又是复杂的，是多个关节运动的叠加，每一个动作既是各种组织功能的体现，同时也受另一些组织结构的限制，以确保运动在一定的范围内进行，保护脊髓不受损伤。

一、上颈椎的功能解剖

上颈椎由枕骨-寰椎-枢椎复合体组成，承担颈椎40%的伸屈运动和60%的旋转运动。正常情况下，颈椎前后方向的运动、侧屈运动和轴向运动（压缩和牵伸）范围很小，一旦出现这些方向的运动改变，就表示上颈椎骨和（或）韧带存在病理情况。由于上颈椎在解剖和功能上的独特性，寰枕关节主要运动方式是伸屈运动，寰枢关节主要运动方式是旋转运动，这两个关节在解剖和功能上是密不可分的。

二、下颈椎的功能解剖

脊柱运动功能单位是下颈椎的功能解剖的基础，运动功能单位由上下相邻的两个椎体、椎间盘、辅助韧带和关节囊组成。下颈椎轴向压缩被椎间盘、椎体和关节突关节对抗。椎间盘抵抗压缩的能力取决于载荷的大小。在低载荷的情况下，椎间盘提供低的抵抗，同时椎间盘是柔韧的；在高载荷状况下，椎间盘变得僵硬，但脊柱比较稳定。正常椎间盘、环状纤维是有弹性的，在承受载荷时可以伸长而不至于破裂；在变性的椎间盘中，纤维环的弹性减低或丧失，容易破裂，导致髓核的突出。椎间盘的纤维环主要作用是为髓核的流动提供空间，阻止髓核突出。脊柱运动功能单位承受载荷模式表明，在脊柱弯曲时纤维环容易撕裂，髓核容易突出，纤维环破裂和髓核物质突出不像在其他部位是在椎间盘变性的早期纤维环轻度僵硬时容易出现，而是椎间盘变性越重越容易发生。

三、颈椎的稳定性

颈椎稳定性取决于解剖结构的完整性。评价不稳定首先应仔细回顾患者的主诉和病史，高质量的颈椎放射学检查，包括侧位X线片、开口齿突位置摄像、侧位过伸过屈位和（或）CT扫描和重建，对确定临床不稳定是十分必要的。

评价颈椎不稳定的各种放射学标准已经明确（表1-1、1-2）。上颈椎不稳定的情况包括枕颈脱位、颅底凹陷以及寰枕关节和寰枢关节的旋转和前后位不稳定，下颈椎不稳定多是由创伤、退变、获得性或手术后引起。

表1-1　枕骨-寰椎-枢椎不稳定标准

枕骨-寰椎-枢椎	不稳定标准
枕骨-寰椎向一侧轴向旋转	＞8°
枕骨-寰椎前后移位	＞1mm
寰椎-枢椎过牵（总向右和向左）	＞7mm
寰椎-枢椎向一侧轴向旋转	＞45°
寰椎-枢椎前寰齿间距	＞4mm
寰椎-枢椎后寰齿间距	＜13mm

表1-2　中、下颈椎临床不稳定评分标准

因素	评分
前结构破坏或无功能	2
后结构破坏或无功能	2
伸展试验阳性	2
放射学标准 A. 屈曲伸展位X线片 　矢状面前后移动＞3.5mm或20% 　矢状面旋转＞20° 或 B. X线片测量 　矢状面前后移位＞3.5mm或20% 相对矢状面成角＞11°	4
椎间盘异常狭窄	1
椎管狭窄 矢状径＜13mm Pavlov比值＜0.8	1
脊髓损伤	2
神经根损伤	1
预期负重时存在危险	1

注：总分≥5即表示颈椎不稳定

第八节　颈椎的生理运动

颈部由于颈椎无肋骨，椎间盘相对较厚，椎板不相重叠，且第1～2颈椎椎体形成寰枕关节、寰枢关节，使颈椎为脊柱活动最大的部分，可以在各个方面运动，如前屈、后伸、侧屈、旋转、伸长、短缩等。

头颈的中立位为头颈直立居中，双目平视，上关节突朝后朝上，下关节突初前朝下，前屈时，上一颈椎的下关节突在下一颈椎的上关节突上朝前滑动，椎间盘前窄后宽，后伸时相反。侧屈、旋转时。凹侧下关节突向后下滑动，凸侧上关节突向前滑动。颈前屈的肌肉有头长肌、头前直肌、斜角肌。后伸的肌肉有头后大小直肌、头半棘肌、头夹肌、头上斜肌、斜方肌。侧屈的肌肉有头外直肌、胸锁乳突肌、斜角肌、斜方肌。旋转的肌肉有斜角肌、斜方肌、胸锁乳突肌、头长肌、夹肌、头下斜肌等。颈部伸长为项半棘肌、多裂肌、头长肌收缩和半棘肌松弛。颈缩短的肌肉为项半棘肌、多裂肌、头长肌松弛和半棘肌收缩。

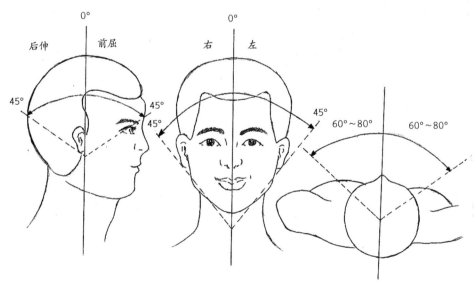

◎　图1-39　颈部正常活动范围

颈部的屈伸运动主要在寰枕关节，旋转主要在寰枢关节，正常人的颈部活动范围如下：屈曲35°～45°，伸展35°～45°，左右侧屈均45°，左右旋转达60°～80°（图1-39）。

第二章　颈椎的生物力学

生物力学研究脊柱与载荷之间相互作用的机械反应。生物力学因素在脊柱疾患的发病机制中具有十分重要的意义，颈椎上接颅底，下与相对的胸椎相连，椎间盘相对较厚，椎板不相重叠，是脊柱活动范围最大的部分，其结构上的特殊性决定了生物力学功能上的特殊性。颈椎的基本生物力学功能是：①载荷的传递；②三维空间的生理活动；③保护颈脊髓。颈椎椎体、关节突关节、椎间盘及其韧带是内在的稳定因素，颈周围的各组肌肉是外在的稳定因素，但也都是完成颈椎生物力学的因素。

第一节　颈椎的生理和生物力学特点

颈椎是一个力学的结构，它有以下三个基本的生物力学机能：①将头和颈部的重力及弯矩传递给胸椎；②保证了机体头、颈和躯干间充分的生理活动；③保护脊髓免遭外力损伤。

一、与生物力学有关的解剖特点

颈椎由7块颈椎通过椎间盘和强健的韧带连接在一起。从正面看，它是正直的、对称的。从侧方看，有一个颈曲向前的生理弧度。正常的生理弧度增加了颈椎的适应性及吸收冲击的能力，同时，也有利于维持椎间关节的强度及稳定性。

二、椎骨的生物力学特性

最早关于人类椎骨生物力学的研究大约是100年前Messerer对椎体强度的测试，从那时起，人们对椎骨力学性能的认识不断深入，大部分研究集中在椎体的力学性能研究上。

（一）椎体

早期的生物力学研究是对椎体抗压强度的测试。特别是喷气机飞行员跳伞时的弹射问题，如何选择合适的加速度才不致于造成脊柱损伤，促进了这一问题的深入研究。一般说来，椎体的强度随着年龄的增长而降低，特别是在40岁以后，发生明显的降低（图2-1）。从图中可见，一个椎体的骨组织若减少25%，可使

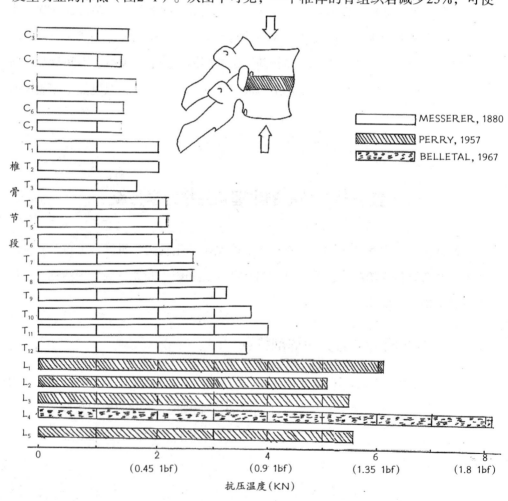

◎　图2-1　颈3～腰5椎体的抗压强度

其强度降低50%以上。近年的研究表明，骨的矿物质含量与骨的强度有着极其密切的关系。更进一步的研究是将椎体分离成皮质骨壳、松质骨核及终板来测试。

1. **皮质骨壳**　椎体是脊柱的主要负载成分。但椎体的主要负载部位是皮质骨壳还是松质骨核？这个问题曾引起了很长时间的争论。有人认为椎体主要靠皮质骨壳来负载，有人则认为皮质骨壳很薄，承受不了多少载荷。Rockff等的实验证明，完整椎体的强度随着年龄的增加而减低，从20~40岁，椎体强度的降低率很高，40岁以后，强度改变不大。在40岁以前，皮质骨壳承载45%而松质骨核承载55%。40岁以后，皮质骨壳承载65%而松质骨核承载35%。这种强度的消长说明，随着年龄的改变，椎体的韧性在不断降低而脆性在不断增高。这可能是老年人骨质疏松，椎体容易发生压缩骨折的主要原因。

2. **松质骨核**　在对椎体松质骨强度测试中，其载荷-变形曲线显示了三种破坏形式：I型显示最大载荷以后强度降低（占13%），II型在最大载荷以后可以维持其强度（占49%），III型在断裂点以后强度升高（占38%）。后来的实验又证明，椎体的松质骨核可以承受很大的压缩载荷，在断裂前其变形率可高达9.5%，而相应的皮质骨壳的变形还不足2%。这说明椎体损伤首先发生皮质骨断裂，而不是松质骨的显微骨折。

3. **终板**　终板在脊柱的正常生理活动中承受着很大的压力。在脊柱运动节段（完整的椎间盘及其上下椎体）的疲劳试验中，有1/3的标本发生终板断裂伴髓核突出，而且这种断裂多发生在年龄比较小的标本上。终板的断裂有三种形式：中心型、周围型及全板断裂型。中心型在没有退变的椎间盘中最多见，周围型多见于有退变的椎间盘。全板断裂多发生于高载荷时（图2-2）。

（二）椎弓

到目前为止，还没有将椎弓做成分离体的研究。将三种不同加载方式作用于整体椎弓，结果显示，大部分断裂发生在椎弓根。椎弓根的强度与性别及椎间盘的退变与否关系不大，但随着年龄的增长而减退。

（三）关节突

在一个完整的脊柱运动节段加载试验中，关节突关节大约承担18%的载荷。在脊柱从后伸到前屈的全过程中，关节突关节承担的载荷从33%下降到0。在极

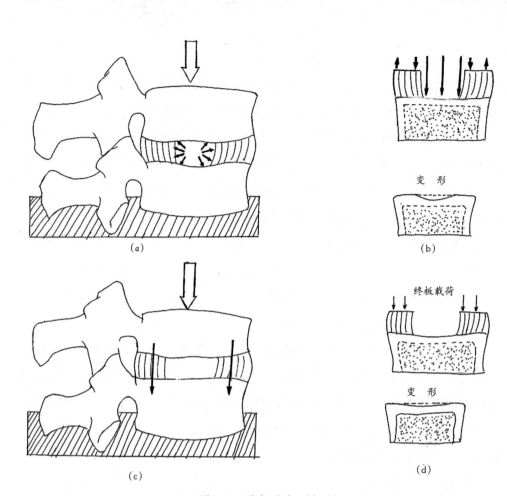

（a）

变 形

（b）

（c）

终板载荷

变 形

（d）

◎ 图2-2　终板的断裂机制

注：（a）（b）无退变的椎间盘受压，在髓核内产生压力，终板的中心部位受压；（c）（d）退变的椎间盘由纤维环传递压力，终板边缘承受载荷

度前屈时，关节突不承担载荷但关节囊韧带受拉。在扭转试验中发现，椎间盘、前后纵韧带与关节突关节囊、韧带各承担45%的扭转载荷，余下的10%则由椎间韧带承担。

三、椎间盘的生物力学特点

椎间盘在相邻椎体间起着缓冲垫的作用，在各种不同的载荷下，它产生相应的变形，来吸收冲击，稳定脊柱。

（一）受压的特性

椎间盘在受压的时候，主要表现为纤维向四周膨出，即使在很高的载荷下，去除载荷后产生永久变形时，也没有出现哪一个特殊方向的纤维环破裂。在脊柱的运动节段承受压缩试验中，首先发生破坏的是椎体而不是椎间盘。这说明，临床上的椎间盘突出不只是由于受压，更主要的原因是椎间盘内的应力分布不均匀。

（二）受拉的特性

在脊柱前屈、后伸或侧弯活动中，椎间盘的纤维环承受轴向张应力。在围绕脊柱纵轴的旋转活动中也产生与轴线成45°角的张应力。即使在脊柱受压时，也有一部分椎间盘承受张应力。因此，可以认为，在所有的不同方向和载荷条件下，椎间盘都承受张应力。

对椎间盘的强度测试证明，椎体前后部位的椎间盘强度比两侧的高。中间的髓核强度最低。椎间盘的纤维环在不同的方向上也表现出不同的强度，沿纤维走行方向的强度是水平方向强度的3倍。了解这一点，对于分析脊柱损伤的发病机制，确定合理的治疗方法是很有意义的（图2-3）。

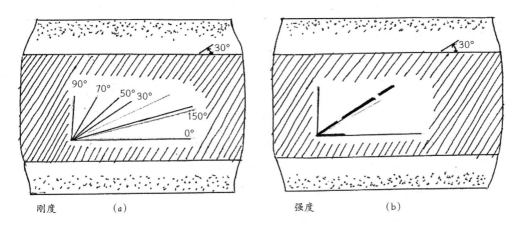

◎ 图2-3　椎间盘的各向异性

注：（a）表示纤维环在不同方向的刚度；（b）比较纤维环在两个方向的强度

（三）受弯的特性

弯曲及扭转暴力是椎间盘受损伤的主要原因。有人在实验中发现，脊柱在矢状、额状或其他垂直平面内弯曲6°～8°时并不发生椎间盘的破坏，但是去除后纵韧带后，弯曲15°时椎间盘就发生破坏。另外，在受弯时，椎间盘发生膨出，前屈时向前膨出，后伸时向后膨出。在脊柱侧弯时，椎间盘向凹侧面膨出。有人通过造影证实，在脊柱的屈伸活动中，髓核并不改变其形状及位置。这一结果可以用来解释卧平板床或轻度屈曲脊柱作为治疗和预防腰疼的机理（图2-4）。

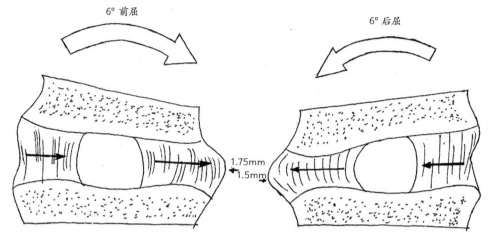

6° 前屈

6° 后屈

1.75mm
1.5mm

◎ 图2-4 弯曲造成的椎间盘突出

注：弯曲造成的椎间盘突出，前屈和后伸都在凹侧膨出，而在凸侧椎间盘受拉

（四）受扭的特性

在脊柱的运动节段轴向受扭的实验中发现，扭矩和转角变形之间的关系曲线呈"S"形，明显地分为三个部分，初始部分为0°～3°变形，只要很小的扭矩即可产生。在中间部分为了3°～12°的扭转，这部分扭矩与转角之间存在着线性关系。在最后部分，扭转20°左右发生断裂。一般地说，较大的椎间盘能够承受较大的扭矩，圆形的椎间盘比椭圆形的承受强度高。

（五）受剪的特性

椎间盘的水平剪切强度大约为260N/mm²。这一数值很有临床意义，它说明单纯的剪切暴力很少造成纤维环破裂。纤维环的破裂多由于弯曲、扭转和拉伸的综合作用。

（六）松弛和蠕变

椎间盘在承担载荷时有松弛和蠕变现象。在三种不同载荷下观察70min的结果发现，较大的载荷产生较大的变形及较快的蠕变率。蠕变的特点与椎间盘的退变程度有关，没有退变的椎间盘蠕变很慢，经过相当长的时间也能达到最大变形，显示出黏弹性性质。退变的椎间盘则相反。这表明退变的椎间盘吸收冲击的能力减退，也不能将冲击均匀地分布软骨终板（图2-5）。

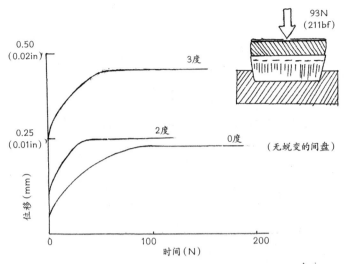

(a)椎间盘的蠕变行为，无蜕变的间盘（0度）需要相对长时间达到较小变形

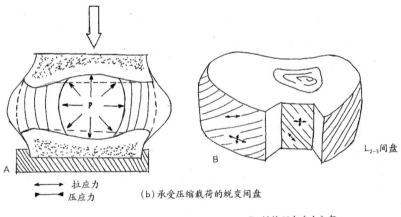

A. 载荷通过纤维环传递　　　　　　B. 纤维环内应力分布

(b)承受压缩载荷的蜕变间盘

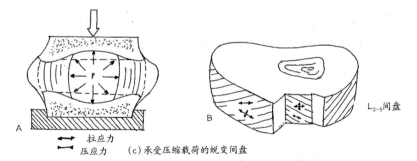

A. 在髓核内产生压力作用于终板和纤维环　　　B. 纤维环内应力分布

◎ 图2-5　三种不同载荷下颈椎间盘松弛和蠕变

（七）滞后

椎间盘和脊柱的运动节段均属于黏弹性体，有滞后性能。这是一种结构在循环加载卸载时伴有能量损失现象。当一个人跳起或落下时，冲击能量通过脚，由椎间盘和椎体以滞后的方式吸收。这可以看作是一种保护机制。滞后与施加的载荷、年龄及椎间盘所处位置有关。载荷越大，滞后越大；年轻人的滞后大，中年以后的滞后小；下腰部椎间盘比胸腰段及上腰部椎间盘的滞后大。同一椎间盘在第二次加载点的滞后比第一次加载时下降，这表明，反复的冲击载荷对椎间盘有损害。汽车驾驶员的腰椎间盘脱出发病率高，可能就是由于反复承受轴向震动的原因。

（八）疲劳的耐受

在体的椎间盘的疲劳耐受能力尚不知道，从离体的脊柱运动节段疲劳试验看到，施加一个很小的轴向持续载荷，向前反复屈曲5°，屈曲200次时椎间盘出现破坏迹象，屈曲1000次时完全破坏。

（九）椎间盘内压

无论是离体的还是在体的椎间盘内压测试都是很困难的，Nachemmn等首先利用髓核的液态性做为载荷的传导体，用一个脊柱运动节段来做离体的测试，发现髓核内压与轴向加载有直接关系。他们的实验方法是将一个微型压力传感器装在一个特制的针尖上，当针刺入髓核后，压力便通过传感器反应出来。后来，他们又利用这一方法做了在体的椎间盘内压力测试（图2-6）。

（十）"自动封闭"现象

由于椎间盘缺乏直接的血液供应，一旦发生损伤，就需要通过一种特殊的方式——"自动封闭"来修复。在椎间盘的三种损伤类型的轴向加载试验中观察到，单纯纤维环损伤的标本第一次加载的载荷-变形曲线与纤维环完整者不同，但加载2~3次以后，其载荷-变形曲线接近正常情况（图2-7）。这种现象在受扭或受剪时是否存在，在体内是否也存在这种自动封闭现象，还需要进一步研究。

四、颈椎韧带的生物力学特点

颈椎的韧带有不同的功能，首先，要保证准确的生理运动及固定相邻椎体的

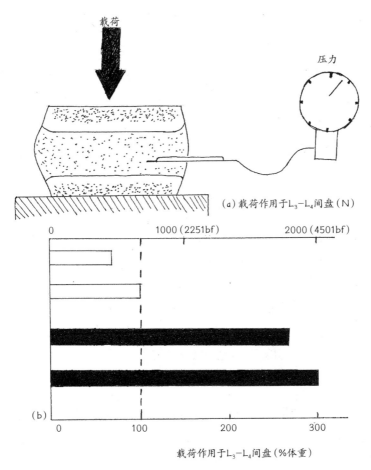

◎ 图2-6 承载后的间盘内压力

注：（a）测量示意图；（b）测量结果

位置姿势。其次，限制过度的活动以保护脊髓。最后，在快速高载荷的创伤环境中保护脊髓。这些不仅需要韧带限制椎体的位移，而且需要吸收突然施加的大量能量。韧带在脊柱的功能活动中起着两种相当不同的作用：以最小的抵抗及能量的消耗保证脊柱在功能范围内的一些和缓运动，而在创伤环境中则为脊髓提供最大的保护。

脊柱韧带多数由胶原纤维及弹性纤维组成，在颈椎的各种运动中，韧带可以防止椎体的运动过度，保护椎体，对维持颈椎稳定起着重要作用，研究表明，韧带是脊柱稳定的内在基础，并且与椎间盘一起提供内源性稳定，保证颈椎活动

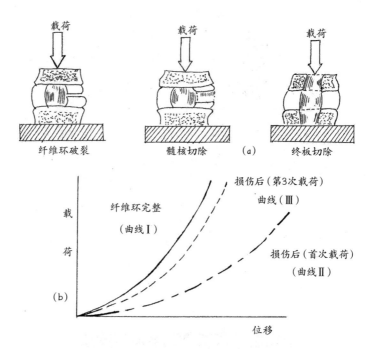

◎ 图2-7 间盘损伤后的生物力学行为

注：（a）间盘的三种损伤方式；（b）载荷-变形曲线

在正常生理范围内，韧带一旦损伤，即可造成颈椎不稳。上部颈椎区域的韧带包括：十字韧带和寰枢韧带，其作用特性即有灵活的运动性，又有可靠的稳定性，其中十字韧带是稳定寰椎和枢椎的重要因素，可防止枢椎的齿突在寰椎环内向后移位；寰枢韧带尽管生理活动范围很小，但却是维持寰枢椎稳定的最重要结构。中下段颈椎区域主要有前后纵韧带和黄韧带，其承担着脊椎大部分张力载荷。前纵韧带跨越中央颈段脊柱，与椎间盘连接松弛，后纵韧带位于脊柱背侧与椎间盘连接紧密。后纵韧带是提供颈椎前屈时的主要稳定力；而前纵韧带则是提供颈椎后伸时的主要稳定力。黄韧带连接于相邻两椎板之间，位于椎管后壁，由于椎板略向前倾斜故黄韧带的附着使椎管后壁非常平滑。当脊柱处于最大屈曲位时，黄韧带比中立位时延长35%～45%，最大伸展位时则缩短10%并且增厚，由此而来引起椎管容量变化。

五、颈部肌肉的生物力学特点

肌肉是颈椎的动力系统，颈段脊柱附着有四十多条肌肉，不仅要维持正常情况下躯体静止时姿态，还要在活动中完成屈、伸、旋转等各种动作，起到稳定脊柱、保持姿势、提供活动的作用。脊柱的运动是在神经和肌肉的协调作用下完成的，无论什么时候脊柱随时都要保持一种动态平衡，只要动力线异位就会产生力矩，就需要肌肉的收缩将其抵消以保持脊柱的稳定。颈部肌肉解剖及动力学分析发现颈4、颈5椎体处附着的肌肉最为薄弱，并且位于弧顶，稳定性较差，颈椎仰伸状态下侧位X线摄像可以显示第2颈椎和第7颈椎垂直线交于颈4/5间隙，表明此处所承受的压力和扭曲力最大。前屈时最大压力和扭曲力位于颈5/6椎间隙，长期屈位工作者由于颈5、颈6经常处于高压力和高扭曲力状态下，最易、也最先引起退变。因此外伤、软组织慢性损伤或肌肉痉挛所致内、外生物力学失衡时易发生以颈4、颈5为中心的椎体平移或旋转，而长期的失衡状态加速了颈椎病的发生。研究表明独立的韧带只能承受2kg的负荷，其余承受力的增加主要来自脊柱周围肌肉的协调平衡。

第二节　颈椎病的临床生物力学

一般说来，颈椎具有在各运动段间最大的运动，而它所受的负荷是相对较低的。胸部脊柱运动段间运动较小，并且由于肋骨和整体胸腔，其刚度较大，胸部脊柱负荷的大小居于颈椎和腰部之间。腰部脊柱有中等程度的段间运动，但所作用的负荷却是最高量级的，正是在这个区域，患者最常感到疼痛。

一、颈椎病病理变化的生物力学

对于颈椎病的发病机理，现代生物力学较为公认的是动静力失衡理论。静力平衡系统包括椎体、附件、椎间盘、关节突关节及韧带组织结构，又称为内源性结构。动力平衡系统包括附着于椎体及关节的肌肉组织，是椎体及关节运动的原动力，又称为外源性结构。颈椎的生理活动度大，平衡稳定性差。在平衡状态下，动静力性平衡二者相互依赖，互为补偿；在失衡发生后，二者又互为因果，互为影响。动静力系统中任何部分遭受破坏，均可引起或诱发颈椎正常平衡状态的丧失，导致颈椎病的发生。

椎间盘的退变是颈椎病发病的首要原因。随着年龄的增长和不断受载的过程，椎间盘内的含水量会减少，纤维环内层的胶原逐渐进入髓核，使髓核逐渐纤维化，失去原有的凝胶状"流体静压"性质和柔软性。椎间盘逐渐失去弹性，厚度减小，变形增加。随着退变的发生，极易出现纤维断裂及髓核脱出。其结果是刺激神经根或引起某种炎症而导致疼痛。椎间盘作为脊柱的承载结构，由纤维环和髓核组成，并由纤维软骨连接于上下两个椎体之间，具有黏弹性、蠕变、松弛和滞后现象。椎间盘凭借其滞后作用而吸收振荡能量，而且载荷越大，滞后作用也越大，从而防止损伤。滞后作用越年轻越好，椎间盘的蠕变特性会因退行性改变而削弱。有学者研究发现，当一固定的负荷作用于椎间盘时，其厚度的变化并非呈线性而是呈指数曲线的变化。卸载后椎间盘重新恢复到原来的厚度，卸载时间如果距负荷时间太短，则不能恢复到原来的厚度。但是，如果卸载（荷）经过充分休息，其仍未恢复其原来的厚度，说明椎间盘处于衰老状态。椎间盘退变变扁时，将使后关节突间隙张开，这样关节面的扭转最终会导致骨性关节炎的产生。从内部环境看，椎间盘的营养途径主要依赖终板途径和纤维环途径。①终板途径，是最主要的营养途径，营养物质通过软骨板进入椎间盘，营养髓核和内层纤维环；②纤维环途径，表面血管营养外周纤维环。椎间盘的营养以及粘弹力取决于软骨板和髓核的通透性能。如果软骨板营养障碍以及钙化，使得椎间盘营养供应减少的同时妨碍了代谢产物的排除，加速细胞的死亡，椎间盘一旦出现变性，失去正常的生理功能，并出现形态学改变，逐渐丧失储藏能量、传递和扩散应力的能力，从而减弱了其抗负荷力，纤维环易撕裂；同时由于髓核脱水，容积压缩，使上下两椎体间隙变窄，致使椎体周围关节突关节韧带变得松弛，容易使椎体滑脱或移位，从而导致颈椎不稳。应航等人通过颈椎间盘动物模型，模拟人类颈椎间盘退变过程。实验结果发现，颈椎间盘长时间处于异常应力环境下，纤维环多表现为胶原纤维肿胀，呈透明玻璃样变性，随之开始出现较小的裂隙，最后则在穿透软骨终板处断裂。髓核则表现为体积不断皱缩，并有沿纤维环微小裂隙有向后突出的趋势。终板退变开始时多表现为少量关节软骨细胞的变性坏死和软骨组织的不断钙化，后期则大量软骨细胞坏死，终板发生断裂骨折等结构破坏现象。生物力学性能测试表明，退变的颈椎间盘抗压、抗扭强度均明显减少。Lotz等研究发现，椎间盘细胞凋亡的数目与所受应力负荷的大小和时间成正比，在高应力负荷长时间下，凋亡细胞广泛发生在髓核中。彭宝淦等研究发现软骨终板钙化层厚度与椎间盘退变程度呈高度相关性，认为终板的钙化可能是椎间盘退变的启动和促进因素。Kokubum等在老年椎间盘尸体标本中发现严重退变的椎间盘大多都有终板的破裂。此外，椎间盘虽然能承受的力量远远大于其上方的体重，但对扭曲力的耐受性较差，异常扭转外力的损伤也是导致颈椎间盘退变的诱因。Farfan指出扭转系椎间盘损伤的主要原因，尤其在伴有屈曲应力和垂直压力的情况下，易引起椎间盘的退变，髓核后突，压迫神经根，脊髓，引起颈椎病症状。

颈椎椎体由非典型颈椎体寰椎和枢椎（$C_1 \sim C_2$）和典型颈椎体$C_3 \sim C_7$构成。椎体在承受压缩载荷方面起主要作用，现代生物力学研究表明，椎体载荷从椎体上方的软骨终板，经过椎体外壳的皮质骨或中部的松质骨而传递到下方软骨终板。随年龄的增长，椎体的强度逐渐减弱。在颈椎病的病例中，我们经常可以发现患者椎体的前后缘及钩椎关节有不同程度的骨质增生，俗称骨赘、骨刺，从生物力学的角度看来，这是一种失代偿的改变。Have早在1980年提出，除C_1、C_2椎体外，颈椎的活动度最大处在$C_4 \sim C_6$，也最易损伤而引起骨质增生。Jackson根据X线动力摄片结果推测，在正常情况下，颈椎由过伸位到过屈位的运动过程中，负荷的最大压力、应力水平变换于$C_{4/5}$和$C_{5/6}$之间。Macnab等认为，椎体骨赘形成是椎间隙塌陷导致椎体异常运动而出现的自限性代偿，是阻止相应脊柱节段解剖学、生物力学改变的结果。这亦是关于骨赘形成机理的较早论述。根据WOLLF定律骨的生长要适应功能的需要，高应力部分，椎骨要向周围生长，扩大面积以减少应力，又回到最优水平，从而使骨质增生停止，此时成骨和破骨处于平衡状态。如果应力过高、增生过快，便会出现内源和外源失去平衡的状态，从而出现颈椎病的状态。其中，钩椎关节增生在颈椎病的发病中占有重要地位，钩椎关节变形所造成的椎间孔狭窄，是颈脊神经根受刺激的最常见原因。赵定麟指出，在颈椎后仰状态下所拍侧位X线片，可见第2颈椎后缘之垂直力线与第7颈椎后缘的垂直力线相交于$C_{4/5}$间隙，表明此处所受压力和扭曲力最大；前屈时最大压力和扭曲力位于$C_{5/6}$椎间隙，故长期屈颈位工作者，$C_{5/6}$处于高压力和高扭曲力状态下，容易最先发生退变，尤其是椎体后缘和钩椎关节处。杨阳明通过对150套颈椎骨标本调查和以光弹试验的三维冻结切片法求得的颈椎骨应力结果表明，下颈段5个椎体中以C_5的应力最大，其次为C_6、C_4、C_7和C_3。当椎间盘退变变薄时，钩椎接近上位椎体，此时钩突处的应力近似于接触点，钩突成为应力集中区，其应力水平高于椎体的任何部位，所以很容易引起钩椎关节的退变增生。因此，生物力学平衡的破坏是椎体骨赘形成的外在因素，是引起颈椎病发病的重要原因之一。

韧带退变（肥厚、钙化）能够引起或加重颈椎病的症状，尤其是后纵韧带。炎症、劳损、外伤等均可引起后纵韧带的钙化、骨化，导致患病节段活动受限，引起相邻节段负荷加大，引起失衡，后纵韧带钙化又可引起椎管矢状径缩小，对脊髓造成压迫刺激，出现相应的症状。贾连顺报道52例创伤性寰枢不稳，其中7例为单纯性韧带损伤；Saternas报告了427例颈椎损伤尸检资料仅有57例骨折发生，其余均为韧带损伤，比例高达86.7%。椎弓间的韧带即后纵韧带复合体损伤会导致脊柱不稳。临床上脊柱损伤的治疗常采用后路减压手术，即将包括后韧带复合体、椎板以及小关节在内后部结构切除从而导致脊柱不稳，加速椎间盘退变，诱发颈椎病。由此可以认为，当韧带受到负荷时关节出现微移位，而关节微移位则可产生异常应力，长期异常应力刺激，导致生物力学平衡也发生改变，于是出现韧带进行重建，主要表现为韧带增生、肥厚，进而出现脊髓、神经根压迫等颈椎病相应的症状。

当肌肉劳损，瘫痪丧失肌力时，主动肌与拮抗肌将产生运动失衡，长期处于失衡状态下极易发生颈椎病。周秉文报告80例颈椎间盘突出患者仅13例为外伤诱发，故认为颈椎间盘突出病的发病可能与长期慢性劳损，颈椎周围的肌肉力量长期不平衡而导致椎间盘负荷不均有关。王以慈等对123例颈椎病患者肌电测试发现出现异常波者达104例，占84.6%。从另一个侧面说明颈椎病的发生和颈肌的异常有密切关系。彭宝淦等通过切除颈椎棘上、棘间韧带和分离椎旁两侧肌肉而建立颈椎病模型。模型出现颈椎动力失衡的状态，通过X线检查观察到模型动物椎间隙狭窄、椎体骨赘形成和颈椎曲度变直。

颈曲是人类后天形成的，其生物力学意义在于增加其对抗纵向压力以支持头部抬起时重量的能力。颈周肌群的协调、韧带及各间盘的弹性、椎骨的形状，都与正常颈椎曲度的维持密切相关。它们平衡失调，都会使颈曲稳定性或运动性受到破坏，引起颈曲变化。在各型颈椎病中，颈曲改变为最常见的X线表现，临床检查结果表明，颈椎病患者有62.5%发生生理性颈曲变化。韦坚等人通过20～80岁240个人X线检查提出，颈曲变化是其他退变尚未明显时，颈椎平衡失调的重要指征。颈曲的改变是颈椎生物力学失衡的早期征象和客观指征。依据Bordhe颈曲度测量方法，在颈椎侧位片上，自C_2齿状突的后上缘至C_7椎体的后下缘划一直线，诸椎体后缘连线，成一相应的自然弧形，弧的顶点在C_5椎体后缘上，弧的最大垂直深度为（12±5）mm，大于17mm为曲度增大，小于7mm为变直，负值为反曲。随着颈椎的屈伸变化，其曲度及受力情况也发生变化。张长江等人通过分析2000例颈椎病X线表现照片，又从尸体解剖观察了与颈部有关的肌肉群分布，以及把人的头颈部看成一个变截面的悬臂梁的受力分析，发现解剖上颈4、颈5周围结构较薄弱，稳定性最差。并指出生物力学上颈4、颈5正应力、扭矩、剪应力较大，当外伤和积累性劳损作用与颈椎时，多发生以颈4、颈5为主的椎体三个轴位上的位移，从而造成颈曲改变或代偿性颈曲，下位椎体，椎间盘单位面积受力不均加速骨质增生、椎间隙变窄，趋于稳定，使上位椎体代偿性活动度加大，导致周围神经，血管及其他软组织的牵张和压迫，产生颈椎病的症状。Jackson对X光片分析得出结论，颈椎从过伸位到过屈位的运动过程中，负荷的最大压力，应力水平迁移于$C_{4/5}$和$C_{5/6}$之间，生物力学测试结果证实，颈椎在前屈位及后伸位时$C_{4/5}$的应变值最大，长期的应力集中，可使颈椎组织发生病理改变，平衡失调，引起关节结构的几何形状的改变，使颈椎的活动度下降，调查显示，下降最大程度为正常人的46%，而发生颈椎病状态。刘进海等104例临床调查提出，高枕与颈椎病的发生有必然的内在影响，颈椎曲度改变，可以使颈椎负荷的重力线发生偏移，造成局部力学平衡失调，导致颈椎病的发生。

综上所述，椎间盘过度的负荷，甚至是扭转暴力的损伤，椎体、关节、韧带的损伤、异常应力的刺激，肌肉的劳损，无论是动力平衡系统还是静力平衡系统，任何环节的损伤都将导致颈椎的失稳，诱发、促进其他系统的退变，最终引起颈椎病的发生。

二、颈椎病治疗的生物力学因素

颈椎病的治疗可通过休息、镇痛药、抗炎药物使症状缓和，也可通过各种锻炼而使有关肌肉得到增强、提高脊柱的承载能力和平衡能力。中医推拿也可达到放松软组织而减轻疼痛的作用。对于严重的椎间盘突出，其他或其他因素的椎管狭窄，手术治疗是十分有效的。但与生物力学最密切相关的治疗方法，是轴向牵引和手法治疗。

1. **轴向牵引**　用连续的及周期性的牵引治疗脊柱痛。其机理是认为轴向的拉伸对脊柱有治疗作用，有关机理列举如下：①椎间孔的拉伸扩张；②椎间盘空间扩张；③椎间关节分开；④伸展紧压的有病痛的囊；⑤释放被封闭的滑液膜；⑥分开相连的神经根；⑦使中央产生真空以减轻椎间盘突出；⑧使后纵韧带拉伸以减轻椎间盘突出；⑨减轻肌肉痉挛。

文献中对脊柱牵引的角度、时间争论较多。实际上应根据患者身体状况、病情等的不同而有区别。推荐的牵引时间为4分钟至1小时，对颈椎的牵引力为100～1100N。轴向牵引时患者可以坐着或仰卧，颈曲的变化角度可达0°～30°。对腰椎的牵引力为150～3000N。

120N的牵引重量作用7秒钟就可使颈椎骨后部分离，这是分离椎骨的最小力和时间。更长的时间会感觉不舒适。力增加到200N可增加椎骨的分离。颈部的弯曲度越大，后部的伸长也越大，这样，椎间孔张开也越大。颈椎的最大分离是当弯角为24°时达到的。在24°弯曲下获得的总分离量与加200N力无弯角时的分离量一样。牵引的力学效果是短暂的。即使用大于通常颈椎牵引术（25分，120N）的数据牵引，牵引结束后20min，椎间孔也没有留下明显的永久性的扩张。

对正常颈椎的牵引效果表明，活体的脊柱能承受1/3人体重量的轴向载荷所产生的椎骨分离，分离量为1~2mm。这样大的位移可以分离关节空间，张开神经孔以及上述机理可能得到的结果。

通过对212例认为是和颈椎有关的不同病例的研究发现，颈椎牵引对神经根炎症状的患者是有效的，在这些人中，68%得到治疗。但轴向牵引会引起一些并发症。有人报道，在一组腰椎痛患者中，牵引后有33%的患者症状加剧。牵引的主要危险是神经损坏，其次是椎骨受载超出耐受极限。

2. **脊柱手法治疗**　脊柱手法治疗是最实用的椎骨痛治疗方法之一。操作的方法很多，但不管怎样操作，椎骨的运动总限于六个自由度中。最简单的是用手对棘突和给定的椎骨后部元件直接加力。这些结构受力后可沿 ±Z轴，±X轴，±Y轴，以及综合的位移，由于棘突就在表皮下，这种操作在脊柱所有部位都可进行。其中（b）是直接加力在颈椎下部，当颈部放松时，可以触摸到前颈椎。此外，通过间接的方法（头部的手法操作），颈椎也能在不同方向运动，包括屈、伸、侧向弯曲、轴向转动以及各种综合运动，间接操作传到椎体的力和运动。除了力的大小和变化速率外，在医学上较受重视的手法是轴向转动。

在手法操作时，必须按一定模式进行，这种模式不应对脊柱造成损伤，或超过生理耐限度。轴向转动是对盘的纤维环施加张力的有效方法。各种弯曲的操作也能施加张力于纤维环和其他韧带结构上，并改变盘的突出。椎间关节是真正的滑液关节。轴向转动会引起这些关节的运动和位移，有可能会有一个滑囊液或一些关节内物质被改变。力学状态的改变可减轻或消除任何有关的滑液炎。

脊柱手法操作治疗方法对有或没有神经根炎的脊柱痛是有效的。也有操作治疗后患者截瘫或马尾综合征，甚至有致命的小脑出血和脊髓受伤的报道，大多是操作过度所致。

在关于治疗的生物力学因素中，无论是牵引还是手法操作，掌握适度是十分困难的，如何根据每位患者的体质及病情，临床确定应使用的牵引力和手法操作力度，并对其耐受极限做出定量评价，是生物力学研究十分关心的问题。

第三章　颈椎病的病因学与病理进程

第一节　颈椎病的发病原因

　　随着对颈椎病研究的不断深入，人们对其病因病理有了更深的了解，但是，由于颈椎本身的复杂性及人类机体的特殊性、个体之间的明显差异，人们仍很难对其病因病理做出全面而系统的研究，当前这一研究还处于不断探索之中。在此，我们仅能根据现有的临床材料和已被证实的研究结果加以探讨。

　　颈椎病的病因和病理是不可分的，在一定条件下，二者可相互转化，例如：颈椎间盘退行性改变不仅是颈椎病最主要的病因，而且也是颈椎病发展阶段的最主要的病理变化。颈椎病发展到一定程度可导致颈椎周围结构及功能平衡受到影响，所以颈椎失衡成为颈椎病的一个病理过程。但是，由于颈椎的生物力学失衡后，导致颈椎间盘的病理变化加剧，颈椎病的症状将会进一步加重及恶化，从这一点上，我们可以认为颈椎的生物力学失衡构成了颈椎病的一个病因，进而与椎间盘的病理变化二者互为因果，进入恶性循环的发展演变轨道。

　　颈椎病的发生与颈椎的解剖特点和生理功能有直接关系，颈椎位于缺少活动的胸椎和重量较大的头颅之间，具有屈伸、旋转、侧屈等较大幅度的运动范围，而且还必须支持头颅以使其平衡，所以颈椎极易劳损，其中，尤以$C_{5\sim6}$及$C_{6\sim7}$为甚。由于颈椎病长期劳损，颈椎间盘组织及骨与关节渐发生退行性变，从而影响附近的椎动脉、神经根、脊髓而致临床产生相应的症状。

　　颈椎病首先起源于颈椎生理弧度的改变，继而发生椎间盘退变。如果听任颈椎生理弧度异常持续存在，必然导致颈椎间盘破裂，这是颈椎病发生、发展、演变的第二个"节点"，将进一步加剧颈椎内外生物力学紊乱、失衡与不稳定，力学失稳与病理变化因果互根、互相交错、恶性循环。

正常情况下，颈椎的活动是一种"连枷式"的整体性同步协调运动，其各节段、各部位所承受的力学负荷基本一致。一旦出现颈椎生理弧度异常，这种运动方式就被扰乱，如果发展到了椎间盘破裂阶段，颈椎的活动就全乱了方寸。与之相应的是，临床上各种症状体征互相交错、不断恶化，治疗十分棘手。手术、钢板固定等治疗，虽然取得了固定节段的表面稳定，但却导致相邻节段病变加速及整个颈椎的进一步力学紊乱，彻底打乱了正常生理状态的"连枷式"整体性同步协调运动方式。可以说，手术，实属无奈之举。颈椎位居人体高位，既是脑供血来源的重要通道，又是脊髓神经的关键关口，管理范围大，一旦病变涉及范围广泛。

生理弧度异常与椎间盘的病变，构成颈椎病方式发展演变的两大决定性"节点"，是颈椎病发病的主要因素。

其次，患者的临床表现还与还取决于椎管的状态有关。一个发育性椎管狭窄患者肯定比大椎管患者容易发病。除此之外，还取决于其他因素的变化。例如椎间关节因不断劳损而渐失稳，造成松动；后纵韧带下的血肿及由血肿的纤维化、骨化而形成的骨赘；黄韧带肥厚以及颈双侧肌肉不对称或痉挛等。如果这种演变过程越出椎管内的平衡，就会出现相应的临床症状。

大量的动物实验以及临床研究证实，颈椎病的发生与发展主要取决于颈椎生理弧度的异常和颈椎间盘的退行性变，畸形和劳损可加速这一进程，而炎症和外伤则可成为诱发因素。

具体可以将颈椎病的发病因素总结为以下几点。

1. 年龄因素 人体就像一台机器一样，随着年龄的增长，机体各部件的磨损也日益增加，颈椎同样会产生各种退行性变化，而椎间盘的退行性变化是颈椎病发生发展中的关键环节之一。另外，小关节和各种韧带的退变也对颈椎病的发生起着重要的作用。

2. 慢性劳损 所谓慢性劳损是指超过正常生理活动范围的最大限度的活动带来的损伤，包括以下几个方面。

（1）睡眠的不良体位、不良的睡眠姿势、枕头的高度不当或垫的部位不妥，持续时间长，会造成椎旁肌肉、韧带及关节的失调，引起颈椎生理弧度的异常，造成颈椎间盘退变，甚至波及椎管内组织，加速退变过程。另外，反复落枕者患病率也较高。

（2）工作姿势不当：处于坐位，尤其是低头工作的人群，虽工作量不大、强度不高，但颈椎病发病率特高。如文秘、计算机员、会计、公务员、电子行业员工、教师以及大中专学生等。生活中长时间打麻将、看电视亦可造成颈椎病。长时间处于低头姿态，可使颈椎生理弧度变浅、消失甚至反弓，此乃颈椎病的"源头"因素。

（3）不适当的体育锻炼：超过颈部耐量的活动或运动，如不得法的倒立、翻筋斗等，可加重颈椎负荷，尤其是在缺乏正确指导下进行，一旦失手造成外伤，则后果更加严重。

3. 外伤　在颈椎生理弧度异常、颈椎间盘退变、失衡的基础上，头颈部的外伤更易诱发颈椎病的产生与复发。患者往往在轻微外伤后突然发病，而且症状往往较重，合并骨折、脱位者则给治疗增加困难。主要包括以下几个方面。

（1）交通意外：除造成骨折脱位外，也包括突然刹车而致的颈椎损伤。

（2）运动性损伤运动员在竞技前未做好充分的准备活动。

（3）工作与生活中的意外：突然使颈部过度前屈、后伸及侧弯。

（4）其他意外：不正确的推拿、牵引等。

4. 咽喉部炎症　当咽喉部或颈部有急性或慢性炎症时，因周围组织的炎性水肿，很容易诱发颈椎病症状出现，或使病情加重。

5. 发育性椎管狭窄　椎管狭窄者更易于发生颈椎病，而且预后也相对较差。

6. 颈椎的先天性畸形　各种先天性畸形，如先天性椎体融合、颅底凹陷等情况都易于诱导颈椎病的发生。

7. 代谢因素　由于各种原因所造成人体代谢失常者，特别是钙、磷代谢和激素代谢失调者，往往容易产生颈椎病。

8. 精神因素　从临床实践中发现，情绪不好往往会使颈椎病加重，而颈椎病加重或发作时，患者的情绪往往更不好，很容易激动和发脾气，颈椎病的症状也更为严重。

第二节　对颈椎病发生与发展演变规律及过程的新认识

一、颈椎病发生与发展演变中两个"节点"理论的提出

颈椎是人类进化最不完美的器官，它的上部需要承载颅脑的重力，其周围的肌肉所具备的动力性维稳作用又比较薄弱。所以，7节颈椎骨的排列方式（整体观）基本上取决于头颈部的体位（姿势）。美国脊柱外科专家丹尼思、罕斯拉杰研究发现：当头部向前弯曲60°时，颈部承受的压力达到22.5kg左右，而压力的作用点正是椎间盘的前部。

正常颈椎的7节颈椎骨的排列，冠状面呈直线观，而矢状面为向前方的平滑的弧，弧的最高点位于颈椎4～5与5～6节水平（也正好是颈椎病的病理变化最早、最严重的节段）。这种排列方式，既有利于承受颅脑重力，更有利于维护颈椎内外的生物力学平衡、特别是椎间盘的生物力学平衡（受力均匀），这是"物竞天择、自然造化"的规律使然。在这种排列方式下，颈椎的活动方式是一种"连枷式"各节段同步的协调整体性运动。

一旦这种排列方式发生改变，即颈椎正常的生理弧度变浅、消失（平直）甚至出现"反弓"状态，颈椎内外的生物力学平衡即被打破，首当其冲的是椎间盘的生物力学紊乱，即椎间盘前侧部分压力增大（准确地说是压强增大）。高压力下的椎间盘组织劳损、退行性变加速、易碎，在不经意的活动或外伤作用下发生破裂。椎间盘的损伤与破裂，以及颈椎手术、钢板固定术之后，都会破坏颈椎正常生理性的"连枷式"的各节段同步协调整体性活动方式，导致颈椎的进行性损害。

椎间盘的退行性变是生物力学异常条件下渐进性的由量变到质变的过程，而椎间盘破裂则是量变基础上发生的质变。椎间盘的变性-破裂，必然进一步加剧生理弧度异常与力学失稳。至此，颈椎病即进入恶性循环状态。

由于颈椎居于人体高位，它是进入脑内重要供血血管和颈椎以下全身脊髓神

经的"高速公路""兵家必争之地"。因而颈椎病决不仅仅只引起颈部症状（僵硬不适、酸痛等，这仅仅是早期症状），更令患者痛苦的是由于"筋（血管神经等）随骨动，骨错筋歪"的原理，引起脑供血不足（头晕为主，称"椎动脉型"颈椎病）；或头、颈、肩、背及上肢手指放射性刺痛、麻木及臂肌手肌萎缩、无力、功能障碍（称"神经根型"颈椎病）；或颈段脊髓压迫（称为"脊髓型"颈椎病，引起四肢肌肉萎缩、特别是下肢站立不稳）。当然，随着病情进展，上述各种类型可能互相交错并存、混杂表现，致使患者痛苦不堪。

颈椎病引起的"非骨科疾病"（称"脊柱相关性疾病"）：近年来渐被医学界发现并公认。由于颈椎及其周围同时也是植物神经系统（交感与副交感神经系统）的必经通道，颈椎骨排列的变位，也会导致植物神经系统功能的紊乱。而人体的内脏器官的运动、分泌等重要功能都由植物神经系统支配。所以，近年来医学界越来越公认：某些眼科、耳鼻喉科、妇科、心血管、消化科等疾病，竟然是颈椎"惹的祸"！近年来每年国内外都举办"脊柱相关性疾病"专题学术讨论会。

骨伤科疾病的预防保健、临床医疗、后续康复过程，都必须贯彻"筋骨并重"的总原则。"骨"指骨骼。在维持体态体姿与运动中，它起着"支撑"与"杠杆"作用，主要承担静态"维稳"作用。"筋"主要指肌肉与韧带。在维持体态体姿中，它以自身的张力起动态"维稳"作用；在人体运动过程中则在中枢神经系统的支配与协调下起"动力"作用。

在正常状态下，"筋"与"骨"，互相依存、相互为用、相得益彰。当受到外力的伤害的那一瞬间，"筋"是骨的"警卫员"，肌肉将把其动力发挥到极致以保护骨骼不至于受损，当肌肉力所难及时才会发生骨折。

在病理情况下，"筋"与"骨"互相影响。但主导的作用是"筋随骨动，骨错筋歪"。如不及时阻断病理状态，任其演变、发展，将进入互为因果、恶性循环的轨道，导致不可逆的病变。

对传统的"颈椎病"概念的更新：既往医学界关于"颈椎病"的概念是"由于颈椎间盘病变引发的一系列临床综合征"。而椎间盘病变的发生，源于其生物力学紊乱，即头颈部持续长时间采取某种体位（现代人一般是持续低头位）时，致使颈椎椎节之间的排列发生异常（即颈椎生理弧度变浅、消失甚至反弓——凡持续长久低头者，反弓的顶点都处于$C_{5\sim6}$节段）椎间盘的某一点（低头位时是作用于椎间盘前部）成为力的"作用点"，承受的压强极大，在持续较大压强作用下，椎间盘受损、退行性变大大加速，终致椎间盘破裂。所以，椎间盘病变并非颈椎病的起始或"源头"因素，颈椎生理弧度异常才是其"源头"因素，椎间盘病变是继发病变。

一旦发生椎间盘损伤乃至于破裂，才进行治疗，为时已晚，这正是目前临床上颈椎病疗效不佳、十分困扰患者和医生的根本原因。因此，如果仍然按照传统"颈椎病"概念定义颈椎病，显然不符合"潜病先防、已病治病、既病防变、防治结合"的医学新理念与从"源头"防治的新策略，更无法适应现代社会对医学的新要求，在临床疗效上取得新突破。因此，必须首先在"颈椎病"的基本概念上予以突破，继而才能在颈椎病的防治方面开辟新思路、提出新技术，提高疗效。

颈椎病发生与发展过程中有两个"节点"：

第一个"节点"：生理弧度的改变（变浅—消失—反弓），这是颈椎病发生、发展、演变的"源头"，是椎间盘损害的"祸根"。人在日常生活中持续处于低头状态时，颈椎前侧和两侧的动力装置（肌肉、韧带）都处于松弛状态，7节颈椎椎骨失去肌肉韧带正常张力的约束和控制，处于"自由放任"状态（其排列方式主要取决于颈部的体位），因而发生生理弧度变浅、消失，甚至反弓，此乃颈椎病的"源头"因素。如早期、轻度、短时（及时被纠正）的生理弧度改变（但临床上各种类型、不同阶段或程度的颈椎病患者，都毫无例外地必然存在生理弧度异常，这是"铁律"），还尚未引起椎间盘损害者，不宜称之为"颈椎病"，而只能称为"颈椎病前期"状态。可以说生理弧度异常是颈椎病的第一个"节点"，是真正的"源头"性启动因素。

下面推荐一个简便实用的判断颈椎生理弧度是否异常的方法：头颈中立位，双眼平视（既不低头也不昂头），分别向左、向右旋转颈椎往身后看，如果达不到正常幅度、视野或旋转过程中出现疼痛，即表明颈椎生理弧度异常。

这个方法也可作为患者自我判断纠正颈椎生理弧度是否达到效果的简便方法

（可以X线片证实）。

第二个"节点"：椎间盘损害、破裂，此为真正的颈椎病标志，并进入"颈椎病"的发展、演变轨道，这是各种类型、不同程度颈椎病进入恶性循环、病情不断加重和复杂化的关键与转折点。生理弧度的异常必然导致椎间盘压力负荷集中于其前部（压力负荷由正常状态的"面"变成异常状态的"点"，局部压强增大），加速其退行性改变。而退行性改变到一定程度后，椎间盘亦由于受到异常应力负荷而发生退变，髓核含水量下降，纤维环脆性增加，甚至破裂，到此颈椎病发展演变进入第二个"节点"。颈椎不稳又与椎间盘损害互为因果，于是，颈椎病的发展演变进入恶性循环过程。一系列临床症状和体征相继出现，相互交错，患者非常痛苦，医生治疗无从下手，即为晚期复杂的混合型颈椎病。可见，在颈椎病的发生、发展、演变过程中，"骨"是"纲"，是主体，而"筋"只是"目"，处于辅助、伴随地位。纲举目张，筋随骨而病，又随骨而动，也随骨而正。纠正了骨性结构的病理状态，软组织因素才能、也自然会回归正常状态，即"骨随筋动，骨错筋伤"，"筋随骨动，骨正筋顺"的原理。

总之，生理弧度的异常，不仅是颈椎病的"源头"、始动因素，而且它启动了颈椎病的发生，同时它又伴随着颈椎病的进一步发展、演变整个过程，是各种类型、不同程度、不同阶段的所有颈椎病的"共同的病理基础"。结论：生理弧度异常，不仅是颈椎病的"源头"问题，同时更是颈椎病的普遍性、共同性问题。纠正生理弧度异常，是防治颈椎病的"牛鼻子"和"抓手"。

二、颈椎病的具体病理变化

（一）颈椎间盘变性

产生颈椎病的最初病理变化为颈椎间盘变性，由于它的变性，可使纤维环、髓核突向韧带下方而引起韧带连同骨膜与椎骨间分离，形成韧带-椎间盘间隙，因多同时伴有局部微血管撕裂与血形成间隙血肿，随着血肿机化和钙盐沉积，最后形成突向椎管或椎体前缘骨刺。由于间盘变性，还可导致其耐用压力和牵拉力减低，因而相应地出现椎间隙变窄，关节突关节错位或重叠，椎间孔上下变小，相邻椎体间稳定性减少，继而出现小关节、钩椎关节骨质增生、韧带骨化等。病理上可将颈椎椎间盘的退行性变分述为以下几个过程。

1. **髓核和纤维环失去水分**　随着年龄的增长，颈椎间盘老化始于髓核和纤维环的失水。髓核的黏液基质和纤维组织网逐渐为纤维组织和软骨细胞所代替，成为纤维软骨，失去其轴承和液压作用，加重纤维环的负担。纤维环失水后，弹性纤维变粗，发生透明变性，失去弹性，失去维持髓核于椎间盘中央的约束功能。

2. **纤维环的碾磨损伤导致椎间盘的膨出、突出、脱出**　由于髓核的含水量较纤维环多，髓核的失水也多，故头与颈的重量和活动逐渐由纤维环承担。由于颈的活动，纤维环受到碾磨的损伤而破裂，由小的裂隙逐渐形成较大的裂隙，椎间盘随之而膨出、突出或脱出。由于椎体后方有坚韧的后纵韧带，正中有一裂缝，故一般在较弱的后纵韧带外侧处突出，少数在后侧正中突出。这两处的突出最引人注意。因有神经根和脊髓被压症状，而其他如前方、侧方、上下方向的突出并无重要结构被压，其症状不如后外侧和后侧正中方向突出严重。

椎间盘突出会致使局部发生炎症：①创伤性炎症；②由破裂组织中释放的组胺所引起的化学性炎症；③由突出的髓核组织引起的自身免疫反应。因此，破裂口可发生严重水肿，将突出物排出，但当水肿消退后，突出物有时可回纳入椎间盘。

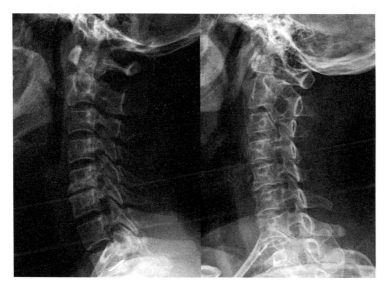

◎　图3-1　C_{5-6}椎间隙变窄，C_{5-6}椎间孔变小，骨赘形成

3. 全盘变性 椎间盘突出最初为一个方向的突出，随之促使了椎间盘更严重的变性，最后成为全盘变性，向四周膨出、突出。退变的椎间盘将会失去弹性和稳定性，甚至上下软骨板互相直接摩擦，发生更大损伤。从X线片上可看到椎间隙狭窄和某些继发性病变。

（二）继发病变

1. 骨赘形成 这是最常见的X线征象，发生在椎体上下缘和关节边缘，状如赌气儿童的嘴唇，故也称唇样变、骨质增生、骨刺、骨赘等，是骨关节炎的特殊表现（图3-1）。以椎体与椎间盘为例，它们是间接连结型关节。在椎体上，不论前后左右都有外骨膜紧贴于椎体表面，止于椎体上下缘，其外层与前、后、旁纵韧带相连，但在椎间盘表层并无外骨膜，而为间接连结型的关节囊。椎间盘变性后，椎间盘失去高度，椎间隙变窄，又失去稳定病段的作用，难于控制病段的反常活动。因此，变性的椎间盘在压力下向四周挤出，将附着在椎体边缘上的外骨膜掀起，在骨膜下形成唇样骨质增生。脊柱病段的反常活动，加重骨膜掀起，形成更严重的骨质增生。对间接连结型关节，即关节突关节和钩椎关节，由于椎间盘失去高度，关节突关节可以上下错位，而使关节囊扭曲，发生骨关节炎。钩椎关节也因受压而损伤。此两关节也同样发生骨赘。骨赘并不直接引起疼痛，疼痛和其他症状是由于骨赘压迫附近神经、血管，椎间盘、韧带的破坏和扭曲及反射性肌痉挛等引起的。颈椎间盘突出的方向以后外侧最为多见，而这一方向是椎管的最窄之处，前有钩椎关节、椎间盘和椎体边缘，后有关节突关节，如有椎间盘突出和骨赘，神经根将在此骨道内受压引起症状。又如椎间隙的后侧骨赘，可形成横的硬栓，压迫脊髓引起脊髓症状。又如颈椎前侧骨赘可压迫食管，两侧骨赘可压迫椎动脉等。

2. 关节错位和韧带的松弛与扭曲 每一颈椎节段成5点闭合系统，因此椎间盘变性所引起的椎间隙狭窄，将使其他4点（两侧钩椎和关节突关节）发生上下重叠错位、关节囊扭曲和骨赘等病理变化。椎间盘的纤维环、后纵韧带和关节囊等均有窦椎神经的供应，因此这些病变虽不直接引起疼痛，但可发生远处的感应痛。

3. 韧带的松弛、肥厚、钙化和骨化 椎间隙的狭窄，使维持该节段稳定的前、后纵韧带、黄韧带和棘间与棘上韧带松弛（图3-2、图3-3）。该节段脊柱失去稳定后，反常活动刺激了这些韧带。为了代偿，它们会逐渐肥厚、钙化和骨化。在空间有限的椎管内，黄韧带的松弛在颈椎过伸中可发生皱褶而压迫颈髓；黄韧带的肥厚和后纵韧带的骨化也将压迫颈髓。

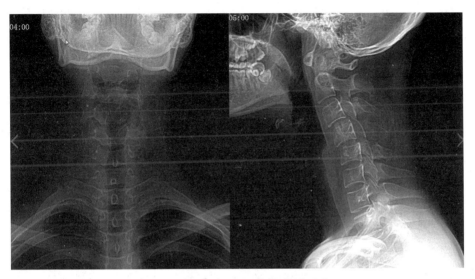

◎ 图3-2 $C_{3\sim5}$段均明显不稳

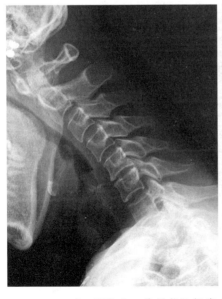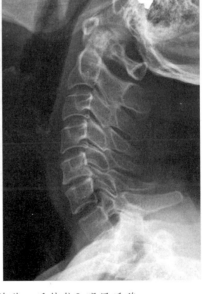

◎ 图3-3 前屈位C_4轻度前移，后伸位C_4明显后移

4. 关节突及其他附件的改变　由于椎间盘萎缩变窄，其附近的组织如小关节的关节囊、棘上韧带、前纵韧带、后纵韧带均有相应的改变。首先表现为黄韧带变性，由于病变椎间隙的稳定性差，黄韧带负担增大，久而久之，即增生变厚、钙化或者骨化。其次小关节、钩椎关节以及其他他结构的正常关系发生改变：①椎间孔上下径变窄：由于椎间盘退化变窄，上下椎体接近，故椎间孔的上下径变窄。②椎间孔前后径变窄：由于颈椎的小关节面具有自前上向后下倾斜的解剖特点，故当椎间盘变性时，上面的椎体即沿着这个斜面向后滑而发生半脱位，造成椎间孔前后径变窄而压迫神经根，同时椎管前后径亦变窄而压迫脊髓，又由于椎间盘各部的变性程度不一，左右上下压缩变扁的情况不尽相同，可以出现椎体偏歪旋转，棘突也相应地表现出左右偏歪。③项韧带退行性变：项韧带在椎间盘有变性，变得不稳的节段容易受到创伤而出现变性产生软骨化及骨化。

5. 粘连　椎间盘后侧正中突出，可与颈髓的硬脊膜粘连；颈椎间盘后外侧突出可与神经根或根袖粘连，使脊髓和神经根纤维化，症状长期延续，久治难愈。

6. 肌痉挛　神经和神经根的刺激可引起反射性肌痉挛。一些凝肩病例并非由肩袖或肩关节的疾患引起，而是下颈段颈椎病的反射性肌痉挛所致。一些"落枕"现象常是上颈段颈椎病的反射性肌痉挛引起。因此反射性肌痉挛是机体的一种自卫性反应。

7. 感应痛　是脊神经某一分支受到刺激后，在同一神经的其他分支支配的部位所感到的疼痛，但部位模糊，无压痛和神经体征，可有肌痉挛。各种不同类型的颈椎病，大多由颈椎病的继发病变所引起。椎间盘的后外侧突出加上钩椎关节和关节突关节的骨赘等引起根性颈椎病；后纵韧带的骨化等继发病理骨折，使椎管狭窄，压迫颈髓，会导致脊髓型颈椎病；颈椎的不稳和椎体后外侧边缘的骨赘，可刺激或压迫椎动脉形成椎动脉型颈椎病，或刺激颈交感神经链，引起交感型颈椎病；椎体前方的骨赘可刺激或压迫食管等。

（三）神经根的病理变化

颈椎除环枕关节及环枢关节以外，其余各相邻两椎体之间均有椎间盘与之相连。神经根通过各椎间孔而离开脊髓、椎间孔之后，其后壁为椎体附件之上下关节突、前缘为邻近之椎体及椎间盘。神经根在离开脊髓时包被着一层脊膜鞘，鞘之根部具有与蛛网膜下腔相通的脊膜根囊，根囊底部有两个蛛网膜开口称为脊膜孔。脊神经前后根通过此两个根孔而达根袖。根袖是脊膜鞘之延伸部分，背根在脊神经节外方与腹根汇合于此袖内，然后穿出神经孔而成颈脊神经。颈椎病患者的神经根可有如下的病理变化。

1. 根袖纤维化　脊膜根囊附近组织，包括根孔附近的蛛网膜，也可发生纤维化及增生肥厚。

2. 神经根受压　向背外侧突出的突出物，虽未侵入椎间孔，仍可挤压脊膜囊内的神经根。向椎间孔内突出的突出物自然要挤压神经根。神经根受压轻者可以发生神经炎，重者可以发生瓦勒变性。

（四）脊髓的病理改变

颈椎病的脊髓病理变化有如下两种。

1. 功能障碍　颈椎病并发脊髓病的病理改变，在疾病的早期是可以恢复的，是属于脊髓的功能障碍期。

2. 变性改变　颈椎病出现脊髓损害症状后，长期未能获得治疗，病变逐渐发展，可以出现脊髓变性、软化及空洞形成，导致不可恢复的损害（图3-4）。至于发生变性的原因，大体可以归纳为以下4种：①压迫因素：颈椎椎管呈三角形，而脊髓呈卵圆形，故脊髓前后受压的机会较多。②外伤因素：当颈椎病患者的硬膜与骨刺或后纵韧带发生粘连，根袖出现纤维化、神经根变粗或受到骨刺的钳制时，脊髓的活动度必然减少。由于脊髓的活动减少，受到磨损创伤的机会增大，脊髓易于受伤。③血运障碍因素：颈椎病脊髓前柱损伤

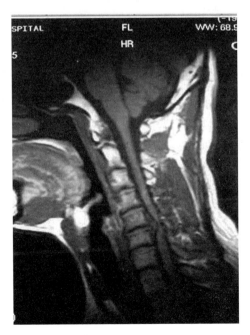

◎　图3-4　MRI显示脊髓受压

较多，符合脊髓前动脉缺血所造成的结果。④交感神经因素：颈椎病由于不稳定及局部骨性关节炎等因素刺激局部的或软脊膜的交感神经是产生脊髓病的重要原因。

（五）各型颈椎病的病理变化

脊柱颈段由7个颈椎重叠连接而成。上下相邻的颈椎之间有精妙的关节和坚强的韧带。第2颈椎以下，椎体间还有坚韧而富有弹性的小圆饼状的椎间盘。颈椎所处位置十分重要，运动频繁复杂，范围甚大，各种轻重损伤机会相应增多，而且容易老化退变。颈椎又是大脑与躯干、四肢保持联系的通道，神经分布交错密集。人过中年以后，颈椎退变加重，可引起毗邻的脊髓、神经和血管受压，发生错综多变的症状，从而形成颈型、神经根型、椎动脉型、脊髓型、交感神经型以及食道受压型颈椎病。现分别叙述各型颈椎病的病理特点。

1. **颈型颈椎病**　这是颈椎病中最为常见的一种，它以颈部的症状为主，主要表现为颈部疼痛，板滞酸楚和颈活动受限，少数患者出现肩臂疼痛、麻木，极个别患者会有一过性的手麻感觉，并常常在晨起、过度劳累、工作或睡眠等姿势不正确和感受风寒后加剧或复发。

颈型颈椎病的发病原因主要是由于颈椎退变，早期表现为颈椎间盘中央的髓核与周围的纤维环的脱水、变性与张力降低，进而继发引起颈椎间隙的松动与不稳，其颈椎的失稳的结局，是颈椎局部的内外力平衡失调及颈部肌肉紧张，呈痉挛状态，压迫刺激局部的神经末梢，出现颈部的各种症状。因此该型颈椎病，通常见于颈椎退变的早期，以青壮年为多。

2. **神经根型颈椎病**　此型在颈椎病中较为多见。主要是以颈部症状并伴有颈神经根受压现象为主。表现为颈项肩臂疼痛，颈项神经窜痛，伴有针刺样或过电样麻痛，颈部活动受限，病患上肢沉重无力，握力下降或持物落地。造成该型颈椎病发生，主要是由于颈椎间盘在损伤或退变基础上的突出和膨胀，颈椎小关节的骨质增生，以及颈椎特有的钩椎关节骨刺，及各关节的松动及移位，形成了对颈（脊）神经根的刺激及压迫，产生感觉神经和运动神经的障碍，而有了上述的症状表现。

神经根型颈椎病主要表现为与脊神经根分布区相一致的感觉、运动及反射障碍，其发病原因主要是由于髓核的突出与脱出，后方小关节的骨质增生，钩椎关节的骨刺形成，以及其相邻的3个关节（椎体间关节、钩椎关节及后方小关节）的松动与移位造成的。这些均可对脊神经根造成刺激与压迫。如果以前根受压为主，则肌力改变较明显；以后根为主者，则感觉障碍症状较重，感觉与运动障碍两者往往同时出现，但由于感觉神经纤维的敏感性较高，因而更早地表现出症状。引起各种症状的机制是：各种压迫物直接对脊神经根的压迫、牵拉以及继发的反应性水肿，表现为根性症状；通过根袖处硬膜囊壁上的窦椎神经末梢支而表现出颈部症状。

3. 椎动脉型颈椎病　本型的发生是由于各种机械性与动力性因素致使椎动脉遭受刺激或压迫，造成血管狭窄、迂曲而造成以椎-基底动脉供血不全为主要症状的综合征。

动力性因素主要指椎节失稳后钩椎关节松动及变位而波及侧方上下横突孔，出现轴向或侧向移位，而刺激或压迫椎动脉弓引起痉挛、狭窄或迂曲改变。

机械因素主要指某些固定致压物（包括钩椎骨质增生），增生的骨刺直接压迫椎动脉，而横突孔这一骨性管道却使椎动脉失去退缩与回避空间。髓核穿破后纵韧带进入椎管内时，则有可能达到椎间孔处，在压迫脊神经根的同时，压力亦可能传递至椎动脉。钩椎关节囊创伤性反应和后方小关节创伤反应主要影响脊神经根，而钩椎关节翼壁滑膜的肿胀、充血及渗出则减少了横突孔径，可直接或通过椎动脉周壁的交感神经纤维而引起椎动脉痉挛与狭窄。

血管因素主要表现为血管动力学异常，多见于中年以后，除因颈椎本身的退变因素外，与血管的弹性回缩力减弱亦有直接关系。中年以后全身动脉可出现程度不同的硬化性改变，椎动脉亦不例外，其程度与年龄成正比。如果血管壁上再出现粥状斑，则可加速这一病变过程。间隙狭窄以致引起椎动脉相对过长，不仅直接破坏了椎动脉本身与颈椎骨骼之间原有的平衡，且易出现增粗及弯曲改变。血管变异包括横突孔的分割、环椎上方椎动脉沟的返祖、矢状径及横径的改变、两侧血管的不对称以及口径不一等，与本病的发生及发展均有着直接关系。

4. 脊髓型颈椎病　此型的形成主要是由于颈段脊髓受压迫或刺激后而出现感觉、运动与反射障碍。其主要因素有以下几点。

（1）动力性因素：主要由于椎节的不稳与松动，后纵韧带的钙化，椎间盘膨隆，髓核的后突，黄韧带的前凸以及其他可能，突向椎管对脊髓致压，有时可因体位改变而消失。

（2）机械性因素：指因骨质增生、髓核脱出后形成粘连无法还纳者，这是在前者基础上对脊髓形成持续压迫的主要原因。

（3）血管因素：指脊髓血管遭受压迫或刺激时可出现痉挛、狭窄甚至血栓形成，以致减少或中断对脊髓的血供。视缺血的部位不同，而于相应支配区表现出各种脊髓缺血症状，严重者则有可能出现不可逆转的后果。

（4）椎管先天性发育性狭窄：从病因学角度来看，其亦是前三者的病理解剖学基础。如果骨赘占位性病变过大，对一个大椎管者也有可能使其发病。

5. 交感神经型颈椎病　由于颈椎间盘突出、骨质增生、外伤等各种原因造成颈段硬膜、后纵韧带、小关节、颈神经根、椎动脉等组织受压迫或刺激时，可因分布在这些组织上的交感神经末梢和窦椎神经反应而引起一系列交感反射征象。其途径主要是脊髓反射和脑-脊髓反射，这些征象既有血管性反应，如心跳加快、心悸，同时也会有皮肤、汗腺、眼、耳、口等的一系列反应。

6. 食道受压型颈椎病　此型颈椎病主要是由于颈椎间盘退变时，引起前纵韧带及骨膜的撕裂、出血、钙化，以致最后骨赘形成。此种骨赘体积大小不一，由于椎体前方为疏松的结缔组织和富于弹性的食管，其缓冲间隙较大，一般不易出现症状。但如果出现骨刺过大，并超过椎体前间隙及食管本身的缓冲与代偿能力时，则可出现食管受压后的吞咽困难等症状。

第四章　颈椎病的诊断与分型

颈椎病是颈椎椎间关节（如椎间盘、关节突关节及钩突关节）退变累及神经（如脊髓、神经根及交感神经）和血管（主要为椎动脉，还包括脊前动脉）而产生临床症状、体征的疾病，根据患者的临床症状、体征和受累部位不同，可将颈椎病分为以下几种类型：颈型、神经根型、脊髓型、椎动脉型、交感神经型、食管压迫型及混合型颈椎病。

第一节　颈椎病常用检查

一、临床检查

1. **压痛点检查**　椎旁或棘突压痛，压痛位置一般与受累节段相一致，但要注意用力适度，以免加重病情发展。

2. **颈椎活动范围**　即进行前屈、后伸、侧屈及旋转活动的检查。神经根型颈椎病者颈部活动受限比较明显，而椎动脉型颈椎病者在某一方向活动时可出现眩晕。

3. **感觉障碍检查**　对颈椎病患者做皮肤感觉检查有助于了解病变的程度。不同部位出现的感觉障碍可确定病变颈椎的节段；疼痛一般在早期出现，出现麻木时已进入中期，感觉完全消失已处在病变的后期。

4. **臂丛神经牵拉试验**　又称Eaten试验。此试验之机制是使神经根受到牵拉，观察是否发生患侧上肢反射性痛。检查时，让患者颈部前屈，检查者一手放于头部病侧，另一手握住患肢的腕部，沿反方向牵拉，如感觉患肢有疼痛、麻木则为阳性。若在牵拉的同时迫使患肢作内旋动作，称为Eaten加强试验。

5. **头部叩击试验**　又称"铁砧"试验。患者坐位，医生以一手平置于患者头部，掌心接触头项，另一手握拳叩击放置于头顶部的手背。若患者感到颈部不适、疼痛或上肢（一侧或两侧）痛、酸麻，则该试验为阳性。

6. **椎间孔挤压试验**　又称Spurting试验。让患者取坐位，头部微向病侧侧弯，检查者立于患者后方，用手按住患者顶部向下施加压力，如患肢发生放射性疼痛即为阳性。原因在于侧弯使椎间孔变小，挤压头部使椎间孔更窄，椎间盘突出暂时加大，故神经根挤压症状更加明显。

7. **Jackson压头试验**　当患者头部处于中立位和后伸位时，检查者于头顶部依轴方向施加压力，若患肢出现放射性疼痛，症状加重者，称为Jackson压头试验阳性。

8. **肩部下压试验**　患者端坐，让其头部偏向健侧，当有神经根粘连时，为了减轻疼痛，患侧肩部会相应抬高。此时检查者握住患肢腕部作纵轴牵引，若患肢有放射痛和麻木加重时，称为肩部下压试验阳性。

9. **直臂抬高试验**　患者取坐位或站立位，手臂伸直，检查者站在患者背后，一手扶其患侧肩，另一手握住患肢腕部并向外后上方抬起，以使臂丛神经受到牵拉，若患肢出现放射性疼痛即为阳性。可根据出现放射痛时的抬高程度来判断颈神经根或臂丛神经受损的轻重。此试验类似于下肢的直腿抬高试验。

10. **颈部拔伸试验**　检查者将双手分别置于患者左、右耳部并夹头部，轻轻向上提起，如患者感觉颈及上肢疼痛减轻，即为阳性。本试验可作为颈部牵引治疗的指征之一

11. **转身看物试验**　让患者观看自己肩部或身旁某物，若患者不能或不敢贸然转头或转动全身观看，说明颈椎或颈肌有疾患，如颈椎结核、颈椎强直、"落枕"等。

12. **头前屈旋转试验**　也称Fenz试验。先将患者头部前屈继而向左右旋转，如颈椎出现疼痛即为阳性，多提示有颈椎骨关节病。

13. **霍夫曼征检查**　右手轻托患者之前臂，一手中食指夹住其中指，用拇指

叩击中指指甲部，若出现阳性即四指屈曲反射，则说明颈部脊髓、神经损伤。

14. Adson试验　让患者端坐，头略向后仰，深吸气后屏住呼吸，将头转向患侧。检查者一手抵住患者下颌，略加阻力。另一手触摸患者桡动脉，如脉搏减弱或消失，则为阳性。此为胸腔出口综合征的特殊试验。

二、影像学检查

1. X线检查　X线平片摄影是检查颈椎最常用、最普通的方法，由于骨结构密度高，对X线吸收量大，并且与其他组织之间有良好的对比关系，故X线平片摄影检查方法简便易行，能解决很多诊断中的问题。

（1）正位片：观察颈椎有无侧弯，椎体序列，钩椎关节，椎间隙和椎弓根形态及位置、间距，横突、棘突位置及形态大小，椎旁软组织有无变化等（图4-1）。

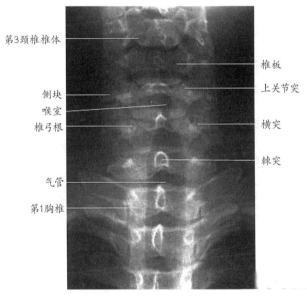

第3颈椎椎体
椎板
上关节突
侧块
喉室
椎弓根
横突
棘突
气管
第1胸椎

◎ 图4-1　颈椎正位X线片

（2）侧位片：了解颈椎的生理弯曲，椎体序列及形态，椎间隙、关节突关节的排列，特别是颈椎间孔的形态和大小，椎管前后径的测量，棘突和椎旁软组织等（图4-2）。

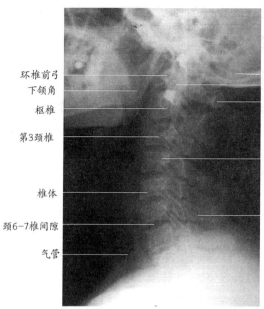

◎ 图4-2　颈椎侧位X线片

环椎前弓
下颌角
枢椎
第3颈椎
椎体
颈6-7椎间隙
气管

枕骨
枢椎齿状突
环椎后弓
横突
棘突

（3）张口位：观察寰枢椎结构（图4-3）。

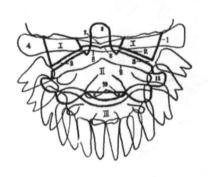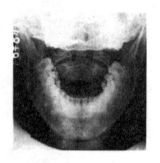

◎ 图4-3　颈椎张口位X线片

注：①寰椎侧块；②寰椎下关节面；③寰枢关节；④寰椎横肋突；⑤寰椎前弓下缘；⑥寰椎后弓下缘；⑦寰椎后结节；⑧枢椎齿状突；⑨枢椎椎弓上缘；⑩枢椎棘突；⑪枢椎横肋突。

（4）斜位：观察椎间孔及周围结构的变化（图4-4）。

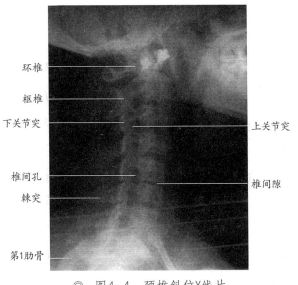

环椎

枢椎

下关节突   上关节突

椎间孔   椎间隙

棘突

第1肋骨

◎ 图4-4 颈椎斜位X线片

（5）过伸、过屈侧位片：与中立位片对比，可了解颈椎的稳定（图4-5）。

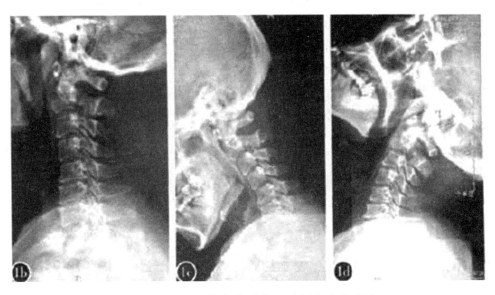

◎ 图4-5 颈椎侧位过伸、过屈和中立位片

注：1b 颈椎中立位，1c 颈椎过屈，1d 颈椎过伸位

2. CT扫描

（1）优点：CT扫描提供普通X线检查所不及的解剖或病理形态、横断层面

图像、不同组织的CT值的测量和观察，可以有条件从水平面观察整个脊柱的前后和椎管的解剖及病理变化。尤其在病变较小的时候，CT横断层面的变化就很清楚。CT的空间分辨力和密度分辨力，对椎管内结构、椎间盘、黄韧带和其他病变都可显示，骨性和软组织引起的椎管狭窄及其狭窄程度，在图像上亦可分辨和确定。脊髓或神经根受压的部位和水平，通过定位较为精确。在横断层面图像上，同样可以显示椎体旁组织的病变、椎体外的异常，并可判断病变和损伤的范围。增强扫描，即从静脉内快速注入大剂量造影剂。提高血液内含碘浓度，以显示病损部位，尤其对肿瘤和炎症有明显效果。如果采用蛛网膜下腔注入造影剂，对椎管内病变显示更为清晰。多个平面的重建，可以将其扫描获得的原始资料，进行矢状、冠状和斜位影像的重建，从不同的解剖切层转换成的连续图像来观察。

（2）局限性：CT扫描对脊柱损伤和疾病的诊断局限性有以下几个方面。①单纯的轴位图像不如普通的X线片显示的整体影像，尤其在骨折脱位，在一个平面上不能显示两个交错移位的颈椎图像。②颈椎的倾斜、侧弯和成角，常导致扫描层面的变形，不能真正代表该层面解剖结构的病理变化。③层面太厚会增加判断的困难，太薄时，如2mm，虽提高了空间分辨率，但减少了光子流，使密度分辨率降低，影响图像质量。④椎管内的软组织成分，在轴位或矢状位重建或冠状位重建的图像不易清楚显示。⑤有金属内固定物的脊椎在扫描时因密度过高，会影响其他结构的显影。

（3）适应证：CT扫描对于诊断颈椎损伤、颈椎病、椎管狭窄和椎管内外肿瘤有其特殊的优点，因此，选择性地应用CT扫描具有临床诊断价值。其适应证有：①鉴别椎管内占位性病变和脊髓本身的损伤和病变。②多个节段的脊椎损伤和病变，其病变范围难以从临床神经系统检查得以确定，CT扫描可以明确病变上下界限。对于手术方法和进路的选择有一定提示作用。③脊椎外伤，尤其无明显骨折脱位的微小损伤，或颈椎椎间盘损伤或突出，在普通X线片上难以发现问题时，CT扫描常能提示损伤部位和状况。④脊椎外伤，在横断层面上充分显示椎体和椎弓骨折形态，椎管大小、形状和完整性（图4-6），特别是寰椎和枢椎显示其环状结构远比普通X线完美（图4-7）。必要时可以从轴位影像中重建其

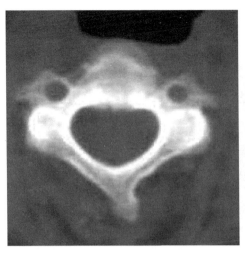
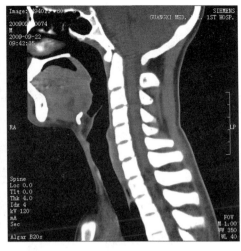

◎ 图4-6 颈椎横断面和矢状面CT

形态。⑤作为脊柱动态或生物力学的研究方面，CT可以从水平结构的变化，探查椎管矢状径的变化及其他结构的动力学状况。

3. MRI扫描

（1）优点：MRI有多个成像参数，能提供丰富的诊断信息，无电离辐射，安全可靠，比CT具有更高的软组织分辨力，切层方向多，能直接行轴位，矢状位（图4-8），冠状切面及任意方向的斜切，无需造影剂，可直接显示心脏和血管结构，无骨性伪影。

（2）缺点：扫描时间相对较长，对钙化的检出率远不如CT敏感，检查费较高。

（3）禁忌证：①体内安装心脏起搏器者严禁行MRI检查。②体内金属异物、弹片、金属假体、动脉瘤用银夹结

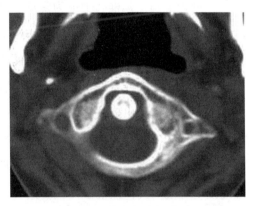

◎ 图4-7 寰椎和枢椎断层

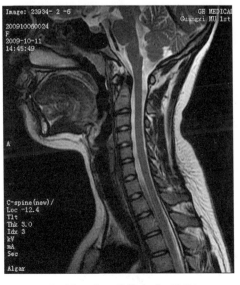

◎ 图4-8 颈椎矢状面MRI

扎术者不宜行MRI检查。③危重患者，使用呼吸机并行心电监护者不宜行MRI检查。心电图仪不能携带入检查室。相对禁忌证包括无法控制或不自主运动者、不合作患者、怀孕妇女、高热或散热障碍者。

第二节　颈椎病诊断分型

一、颈型颈椎病

颈型颈椎病是颈椎病中最为常见一种类型，症状以颈部疼痛不适为主。以青壮年为主，大部分患者有长期低头作业史，个别患者诉既往外伤史。患者常诉说反复发作的颈肩部疼痛酸胀不适感，偶或出现头痛、头晕，约半数患者因疼痛会出现颈部活动受限或者处于被迫体位，极少数患者会出现短暂的上肢麻木的感觉异常表现，但不会出现肢体肌力下降及行走障碍。给患者行体格检查时可触及患者颈部广泛性压痛及颈部肌肉僵硬，尤其是棘突旁压痛明显，患者颈部多呈"军人立正体位"，即颈部自然伸直，生理曲度变弱或消失，X线片上多可见颈椎生理曲度变直或消失，颈椎椎体轻度退变，极少数患者X线片无上述表现，约1/3的患者过伸过屈位可见椎间隙松动，轻度的梯形变，或屈伸活动度变大。

（一）诊断标准

1. 主诉颈、肩及枕部疼痛，头颈部活动因疼痛而受限制。

2. 颈部肌肉紧张，有压痛点。

3. X线片上显示颈椎曲度改变，颈椎动力性侧位片上可显示椎体间关节不稳与松动，轻度梯形变。

4. 应除外颈部扭伤、肩关节周围炎、风湿性肌纤维组织炎、神经衰弱及其他非因颈椎间盘退变所致之颈、肩部疼痛者。

（二）鉴别诊断

1. **落枕**　系颈部肌肉扭伤所致，患者多在晨起后出现颈部肌肉疼痛，压之难以忍受，多以肩胛内上方的肌肉多见，并可在压痛明显的肌肉上触及痉挛性条索状肌束，常伴颈部活动受限明显，头部旋转时疼痛加剧。而颈型颈椎病患者压痛点多位于颈椎棘突旁，症状多较轻，按压时患者多能忍受。此外医者对患者行颈部牵引试验检查时，落枕患者症状多无改变甚至疼痛加重，而颈型颈椎病患者症状缓解或者消失；另外落枕患者在接受痛点封闭疗法后症状立即缓解甚至消失，而颈型颈椎病则无明显缓解。

2. **肩周炎**　多在50岁以后发病，故又称"五十肩"。疼痛多以肩关节处为中心，常累及颈部，并伴有肩关节处活动受限，尤以肩部外展活动受限明显。而颈型颈椎病压痛点多位于棘突旁，且无肩关节活动受限表现。

3. **风湿性肌纤维组织炎**　为慢性疾患，多与风寒、潮湿等有关，除肩颈部外，全身症状明显，尤以腰骶部多见，并具有风湿病的常见特征，如全身关节肌肉酸痛，可呈游走性，咽部红肿或扁桃体炎症，红细胞沉降率增快，类风湿因子阳性和抗"O"测定多在500U以上，且酸痛无固定压痛点，按之痛缓。而颈型颈椎病以颈部症状为主，多无全身症状表现。

4. **其他**　应排除骨骼本身的各种先天畸形、炎症、结核及肿瘤等造成的颈部疼痛不适，故凡是可引起颈部疼痛不适的疾病均应常规拍摄颈椎正侧位片予以排除，尤其是拟行推拿手法者，以防发生意外。

二、神经根型颈椎病

本型较为多见，主要表现为与脊神经根分布区相一致（也仅限于其所支配范围）的根性疼痛，并伴感觉、运动及反射障碍。以前根受压者肌力障碍表现明显，早期表现为肌张力增高，但很快便会减弱并会出现肌肉萎缩，在手部大小鱼际肌和骨间肌症状明显，可行肌电图、诱发电位等检查。早期腱反射较健侧活跃，中后期则减退甚至消失，而单纯性根性损伤不会出现病理反射，当脊髓本身受累时会出现病理反射。此型患者也常伴有颈部症状，但是由于神经根受压的原因不同，症状也有不同：由于髓核突出所致者，多伴有明显的颈部疼痛不适，颈椎挤压试验（＋），脊神经牵拉试验（＋），急性期表现更为明显；由于骨质增生或Luschka关节退变所致者，常无颈部症状或症状轻微。X线侧位片可见颈椎生理弯曲变浅、消失，甚至"反弓"，椎间隙变窄，项韧带钙化，骨刺形成，过伸过屈位可见椎间不稳；CT可见病变节段椎间盘突出、骨质增生；MRI检查可观察硬膜囊有无压迫，若见到脊髓信号改变则显示脊髓功能受损。

（一）诊断标准

1. 具有较典型的根性症状，如颈脊神经所支配的区域麻木、疼痛等。

2. 压颈试验、上肢牵拉试验多为阳性。

3. X线片可见颈椎曲度改变、不稳及骨赘形成等异常改变。过伸过屈位示颈椎不稳。

4. 痛点封闭效果不明显（诊断明确者不必做此试验）。

5. 应除外颈椎骨骼其他器质性病变，如结核、肿瘤等，并排除胸腔出口综合征、腕管综合征，尺神经、桡神经和正中神经受损，肩关节周围炎、肱骨外上髁炎、肱二头肌腱鞘炎等以上肢疼痛为主的各种疾病。

（二）鉴别诊断

1. **尺神经炎**　以老年人多见，尤以伴有肘关节外翻畸形者发病率更高，肘后尺神经沟压痛明显，并可触及条索变性的尺神经，尺神经分布区感觉障碍，夹纸试验（＋），常呈"爪形手"，另外可综合参考影像学检查、病史及既往史等鉴别。

2. **正中神经受损**　多因外伤或纤维管道受压卡压所致，其神经分布区域（背侧指端及掌侧1～3指处）感觉障碍，常因大鱼际肌萎缩呈"猿状手"，而因正中神经中混有大量交感神经纤维，因此手部血管、毛囊等部位处于异常状态而表现为潮红、多汗等，故其疼痛伴有"灼痛感"，另外可综合参考影像学检查、病史及既往史等鉴别。

3. **桡神经受损**　多由于外伤、纤维粘连、局部卡压等因素所致，会出现典型的垂腕畸形，指端外之手背侧1～3指及前臂背侧皮肤感觉障碍，腱反射多无影响，另外可综合参考影像学检查、病史及既往史等鉴别。

4. **胸腔出口综合征**　一般由于臂丛下干直接受压，或者由于前斜角肌萎缩、炎性刺激而使颈脊神经前支受累，以致引起上肢症状，多以感觉障碍为主，并可引起手部肌肉萎缩及肌力减弱等，主要为自上臂尺侧到前臂和手部尺侧的感觉障碍与尺侧腕屈肌、指浅屈肌和骨间肌受累，患侧锁骨上窝处多呈饱满状，检查时可触及条索状之前斜角肌或骨性颈肋，向深部加压或让患者做深吸气动作，可诱发或加剧症状，Adson试验（＋），压颈试验（－），同时可参考影像学检查及病史相鉴别。

5. 肩周炎　有时易与神经根型颈椎病相混淆，但肩周炎不具有脊神经根性症状，故易于鉴别。由于颈脊神经受累后通过腋神经波及肩部，也会引起肩部症状，所以在临床上可遇到同时患两病者，当治疗神经根性颈椎病，神经受压或受刺激的症状缓解后，肩部症状也可随之减轻或消失。

6. 腕管综合征　为正中神经通过腕管时受压所致，主要表现为1～3指指端麻木、过敏或刺痛，腕中部加压试验（＋），腕背屈试验（＋），局部封闭试验有效，以上几点与神经根型颈椎病区别明显，易于鉴别。

7. 锁骨上窝肿瘤　是指侵及脊神经根部的肿瘤多以转移性常见，当波及脊神经根或臂丛时则可引起相应的根性或丛性症状，故锁骨上窝、颈肩部有异样感觉者应以肩颈部为中心拍片以确诊，必要时行MRI检查。

8. 其他　应注意与周围神经炎、脊髓空洞症、风湿病、肱骨外上髁炎、肱二头肌腱鞘炎及心绞痛等疾病相鉴别。

三、脊髓型颈椎病

脊髓型颈椎病是由于颈椎椎骨间连接结构退变，如椎间盘突出、椎体后缘骨刺、钩椎关节增生、后纵韧带骨化、黄韧带肥厚或钙化，导致脊髓受压或脊髓局部供血减少或中断，继而出现脊髓的功能障碍，早期多先有下肢无力、双腿发紧、抬步沉重感、尿频、尿急、尿不尽、便秘等，后期渐而出现跛行、易跪倒或跌倒、足尖不能离地、步态笨拙、束胸感、尿潴留或大小便失禁等，有些患者可出现自主神经症状，以胃肠、心血管及泌尿系统为多见。检查时可发现生理反射异常和病理反射出现，生理反射如上肢的肱二头肌反射、肱三头肌反射、桡骨膜反射和下肢的膝反射、跟腱反射，早期多为亢进或活跃，后期则减弱或消失；病理反射，如Hoffmann征、掌颏反射、踝阵挛、髌阵挛及Babinski征。此外，腹壁反射、提睾反射和肛门反射可减弱或消失，颈后伸时双下肢及四肢可有"触电"样感觉，手持物易于坠落，渐而出现典型的痉挛性瘫痪。此病MRI检查表现更为清晰准确，可看到脊髓受压及损伤情况，对此病的诊断具有重要意义，而X线和CT则可显示颈椎生理前曲消失或变直，椎体前后缘骨赘形成，椎间隙变窄，受累椎体节段可能不稳，韧带可有钙化等，也可测量椎管矢状径大小，对辅助本病的诊断和鉴别也具有重要意义。

根据锥体束受累部位不同，可分为中央型、周围型和前中央血管型三种类型：①中央型，锥体束深部（近中央管处）先受累，则症状先从上肢开始再波及下肢；②周围型，锥体束表面先受累，则症状先从下肢开始，当波及深部纤维时出现上肢症状，但下肢症状为重；③前中央血管型，脊髓前中央动脉受累，上、下肢症状同时出现。根据症状的轻重又可分为轻、中、重三度：①轻度，出现早期症状，但未失去工作能力；②中度，已失去工作能力，但个人生活可自理者；③重度，症状严重，不能下地活动，失去自理能力，只能卧床休息。

（一）诊断标准

1. 自觉颈部无不适，但手动作笨拙，细小动作失灵，协调性差。胸腹部可有束带感。

2. 步态不稳，易跌倒，不能跨越障碍物。

3. 上下肢腱反射亢进，肌张力升高，Hoffmann征阳性，可出现踝阵挛和髌阵挛，重症时Babinski征可能呈阳性。早期感觉障碍较轻，重症时可出现不规则痛觉减退，感觉丧失或减退区呈片状或条状。

4. X线显示病变椎间盘狭窄，椎体后缘骨质增生。

5. MRI检查示脊髓受压呈波浪样压迹，严重者脊髓可变细，或呈念珠状。磁共振还可显示椎间盘突出，受压节段脊髓可有信号改变。

6. 除外其他疾病，包括肌萎缩性脊髓侧索硬化症、脊髓肿瘤、脊髓空洞症、脊髓结核、颅底凹陷症、多发性神经炎、继发性粘连性脊蛛网膜炎、共济失调及多发性硬化等。

（二）鉴别诊断

1. **肌萎缩型脊髓侧索硬化症**　属于运动神经元疾病中的一种类型，其病因尚不清楚。在临床上主要引起以上肢为主或四肢性瘫痪，一般在40岁前后发病，突然发病且进展较快，一般先从上肢肌无力开始，再波及全身任何部位。常出现

"鹰爪手"，当波及延髓的时候会出现发音含糊、吞咽困难，多无自主神经症状及感觉障碍。而脊髓型颈椎病常发生在50岁以上者，由于脊髓受压所致，会出现不同程度的运动及感觉障碍，常伴有自主神经症状，颈椎病者肌肉受累水平少有超过肩部以上，一般不会出现发音含糊及吞咽困难等症状。另外，可通过脑脊液检查、脊髓造影、肌电图、CT、MRI等辅助鉴别与诊断。

2. **原发性侧索硬化症**　与肌萎缩型脊髓侧索硬化症相似，但其运动神经元变性仅限于上神经元而不波及下神经元，较少见。双下肢对称的痉挛性无力，缓慢进展，渐波及双上肢，出现四肢肌张力增高、腱反射亢进及病理征，无肌萎缩，不伴束颤，感觉正常，伴情绪不稳、强哭强笑，鉴别要点同肌萎缩型脊髓侧索硬化症。

3. **退行性脊髓萎缩症**　与肌萎缩型脊髓侧索硬化症相似，但其运动神经元变性局限于脊髓前角细胞而不波及上神经元。肌萎缩症先从部分肌肉开始，渐而累及全身，表现为肌无力、肌萎缩及肌束颤动，强直症不明显。鉴别要点与肌肉萎缩型者相似。

4. **脊髓空洞症**　本病以髓内空洞形成及胶质增生为特点，多见于青壮年，其病程进展缓慢，早期影响上肢，呈节段性分布。当空洞逐渐扩大，由于压力或胶质增生不断加重，可使脊髓白质内的长传导束也被累及，早期表现为一侧痛、温觉障碍，当病变波及前连合时则可有双侧手部、前臂尺侧或部分颈、胸部的痛、温觉丧失，而触觉及深感觉则基本正常，此现象称为感觉分离性障碍，由于痛觉障碍，不仅局部易发生溃疡、烫伤、皮下组织增厚及排汗功能障碍等，且关节处可引起过度增生、磨损性改变，甚至出现超限活动，但无痛感，此称为夏科关节。颈椎病并无上述症状发生，此外可参考患者的病情、病史及影像学检查相鉴别。

5. **共济失调**　与遗传因素有关，只要在查体时注意其有无肢体共济失调、眼球震颤及肢体肌张力低下等症状，即可鉴别。

6. **多发性硬化**　为中枢神经脱髓鞘疾病，多在20～30岁好发，女性多于男性，可出现神经炎、球后视神经炎、眼肌麻痹、肢体瘫痪、锥体束征及精神症状，如发音障碍、情绪易激动、视觉障碍等，当病变波及小脑时出现共济失调、肢体震颤及眼球震颤。根据以上症状就可与脊髓型颈椎病相鉴别。

7. 颈椎后纵韧带骨化症 颈椎后纵韧带骨化可引起椎管狭窄，压迫脊髓和神经。临床表现为颈部疼痛、僵硬，走路不稳，摇晃欲倒，以及大、小便功能障碍，甚至瘫痪，肌腱反射亢进及霍夫曼征阳性，往往与颈椎病相混淆，但侧位X线片可发现椎体后缘有线状或点线状骨化影，CT可显示其断面形状和压迫程度。

8. 周围神经炎 周围神经炎是由于中毒、感染及感染后变态反应等引起的周围神经病变，表现为对称性或非对称性的四肢远端肢体运动、感觉及自主神经障碍，可单发或多发。具体表现为：①感觉异常：疼痛、麻木、过敏、减退常呈手套、袜套式；②运动障碍：肌力减退、肌张力低下、腱反射减弱或消失，晚期有以肢体远端为主的肌肉萎缩。③植物神经功能障碍：肢端皮肤发凉、苍白、发绀或出汗障碍，皮肤可粗糙变薄等。根据以上三点不难与脊髓型颈椎病区别。此外，尚可参考病史、X线片及其他有关检查。非病情特别需要，一般不须做脊髓造影。

9. 脊髓肿瘤 主要指颈髓本身及邻近可波及脊髓的肿瘤，后者除了椎管内髓外肿瘤，尚应注意颈椎椎骨上的原发性及转移性肿瘤，尤其病变早期，如不注意观察，则容易误诊及漏诊。

（1）脊髓内肿瘤：较为少见，脊髓型颈椎病及脊髓内肿瘤的鉴别可参考表4-1，除表4-1临床鉴别诸要点外，尚可参考X线平片、脑脊液动力学试验、CT扫描及MRI等。脊髓造影时在髓内肿瘤可显示脊髓呈梭形膨大，且不与椎节水平相一致，而髓外致压者则呈杯口状充盈缺损征。

（2）脊髓外肿瘤：以神经鞘瘤为多见，几乎占脊髓肿瘤的半数，其次为脊膜瘤和转移瘤。现以神经鞘瘤为例，归纳其特点如下：①好发于30～40岁，性别无明显差异；②以脊神经后跟处为多发，可波及2～3个根；③由于脊髓及脊神经根的代偿作用而使症状多逐渐发生，发病缓慢，主要表现为根性痛、棘突旁叩痛及受累节段反射与肌力改变。一般需脊髓造影、MRI检查确诊。

表4-1　脊髓型颈椎病与脊髓内肿瘤诊断要点

临床表现	脊髓型颈椎病	脊髓内肿瘤
感觉障碍	始于病灶以下 由下向上发展 感觉平面不一致 痛、温觉多同时障碍	始于病灶水平 自上而下发展 感觉平面较一致 痛、温觉多分离
弛缓性瘫	早期不出现	早期在病灶处出现
痉挛性瘫	下肢出现在早期	下肢晚期出现
巴宾斯基征	较早出现	出现较晚
根性疼痛	常见	少见
膀胱功能	晚期才有尿失禁	早期即有尿失禁
椎管梗阻	不完全	完全性多见

（3）脊髓血管瘤：实质是脊髓血管畸形，其病变范围较广，程度轻重不一，临床症状个体差异较大。可仅有轻微症状，亦可完全瘫痪。本病早期不易诊断，对有短暂性神经根痛者应注意。典型者可以通过脊髓造影或脊髓血管造影等诊断，不典型者往往在术中才能确诊。

10. 颈椎过伸性损伤　本病属于颈部外伤中的一型，临床上易与在颈椎病基础上遭受过屈损伤所造成的脊髓前中央动脉综合征相混淆。其鉴别要点如表4-2。

表4-2　颈椎过伸性损伤与脊髓前中央动脉综合征鉴别

鉴别要点	过伸性损伤	脊髓前中央动脉综合征
损伤机制	大多因高速行驶的车辆急刹车所引起，由于惯性力的作用，面、颌、颜部遭受来自正前方的撞击，使头颈向后过度仰伸，此时已被拉长的脊髓（椎管相对狭窄）易被嵌夹于突然前突内陷的黄韧带与前方骨纤维性管壁之中，引起脊髓中央管周围损害	多系在椎体后缘骨赘或髓核突出的基础上，突然遭受使头颈前屈之暴力，以致脊髓前方被撞击在骨性或软骨性致压物上而引起脊髓前中央动脉的痉挛，并出现供血不足症状

续表

鉴别要点	过伸性损伤	脊髓前中央动脉综合征
运动障碍	最先累及上肢的神经传导束而先出现上肢瘫痪，或是上肢重瘫、下肢轻瘫，其中尤以手部最为严重	下肢重于上肢
感觉障碍	症状明显，且可出现感觉分离现象，即温、痛觉消失，而位置觉、深感觉存在	感觉受累较轻
X线片特点	侧位X线片上不仅可以发现患节椎间隙前方增宽，且椎体前软组织阴影明显增宽，多超过正常值1倍	多有骨赘存在，且椎管一般较狭窄

四、椎动脉型颈椎病

椎动脉型颈椎病是由于各种机械性与动力性因素致使椎动脉遭受刺激或压迫，以致血管狭窄、折曲而造成以椎-基底动脉供血不全，从而出现椎-基底动脉供血不足及自主神经症状的疾病，常伴颈部疼痛不适。椎-基底动脉供血不全症状主要包括以下几个方面：①偏头痛多呈抽痛或刺痛状，以颞部为剧，常常由于颈部突然旋转而诱发；②由于内耳动脉血供不全常常会导致迷路症状，主要为耳鸣、听力减退及耳聋等症状；③前庭症状多表现为眩晕，颈部旋转动作常可诱发或加重眩晕；④约半数患者会出现记忆力减退；⑤有些患者会出现视力减退、视物模糊、复视、幻视及短暂的失明等视力障碍；⑥常出现神经衰弱等表现，多伴有健忘、失眠、多梦的症状；⑦轻者会出现发音不清、喑哑及口唇麻木感等发音障碍，重者则会出现发音困难，甚至影响吞咽；⑧有些患者在某一体位头颈部旋转时，突感头晕、头痛，双下肢似失控状，身软无力，随即跌倒在地。发作前多无任何征兆，发作过程中无意识障碍，跌倒后可自行爬起。由于椎动脉周围附有大量交感神经的节后纤维，因此当椎动脉受累时必然波及此处的交感神经而引起自主神经系统平衡失调而出现自主神经症状，以胃肠、呼吸及心血管症状为多，个别患者可出现Horner综合征，表现为瞳孔缩小、眼睑下垂及眼球内陷等。影像学可发现钩椎增生、椎间孔狭小、椎节不稳、梯形变、椎骨畸形等异常，椎动脉造影可发现椎动脉有扭曲和狭窄，但一次造影无阳性发现时不能排除，因为大多数患者是一过性痉挛缺血，当无症状时，椎动脉可恢复正常口径。

（一）诊断标准

1. 有颈性眩晕（椎-基底动脉供血不足），或曾有猝倒病史者。

2. 旋颈诱发试验阳性。

3. X线片显示椎体、椎间关节失稳或钩椎关节骨质增生。

4. 个别患者出现自主神经症状。

5. 除外眼源性和耳源性眩晕。

6. 椎动脉造影及椎动脉血流检测可协助定位，但不能作为诊断依据。

（二）鉴别诊断

1. **耳源性眩晕**　即梅尼埃病，因内耳淋巴回流受阻引起水肿所致。本病在临床上具有以下四大特点：①发作性眩晕；②波动性、进行性和感音性听力减退；③耳鸣；④恶心呕吐。椎动脉型颈椎病虽可出现眩晕症状，但眩晕与头颈部旋转有关。

2. **眼源性眩晕**　多因眼肌麻痹、屈光不正（尤以散光）所致，闭目时眩晕消失，易与颈源性眩晕鉴别。

3. **颅内肿瘤**　除肿瘤组织直接侵犯前庭神经及其中枢外，多因肿瘤继发颅内压升高所致。因此在伴有眩晕症状的同时，常出现头痛、呕吐等颅内压升高症状，临床上不难与颈源性眩晕相鉴别。个别患者可行CT扫描或MRI检查。

4. **动脉硬化症**　主要由于椎动脉本身发生硬化引起，其病理改变除管壁增厚、硬化及弹性减弱或消失外，可出现结节样变。因其所产生的症状常与颈源性椎动脉供血不完全相同，因此多需依据椎动脉造影确诊。当然，对长期有高血压病史者可作为参考依据之一。

5. **胸骨柄后肿瘤**　以肿瘤及胸骨后甲状腺肿者为多见，可直接压迫椎动脉第1段而引起椎动脉供血不全症状。可依据有无颈椎骨质异常改变、颈型眩晕及其他颈椎病症状判断，但确诊仍需依据椎动脉造影。

6. **内耳药物中毒**　链霉素对内耳前庭毒性大，多在用药后2～4周出现眩晕症状，除眼晕外还可出现耳蜗症状、平衡失调、口周及四肢麻木，后期可有耳聋，做专科前庭功能检查可鉴别。

7. **神经官能症** 多因长期失眠、焦虑所致，症状变化与情绪波动关系密切，常有头痛、头晕、头昏及记忆力减退等一系列大脑皮层功能减退的症状，主诉多，但客观检查无明显体征。

五、交感神经型颈椎病

由于交感神经功能不稳定，有时以兴奋为主，有时以抑郁为主，兴奋与抑郁又互相转发，主要表现出自主神经功能紊乱的症状。

（一）各部位症状

1. **头部症状** 如头晕或眩晕、头痛或偏头痛、头沉、枕部痛，睡眠欠佳、记忆力减退、注意力不易集中等，有些患者还伴有恶心，少有呕吐，偶有因头晕而跌倒者。其症状与情绪、劳累、天气变化及女性月经周期因素有关。

2. **感官症状** 眼球胀痛、干涩或多泪，视力下降或视物不清；耳鸣、听力下降；鼻部不适，鼻塞、鼻痛，嗅觉敏感等；咽部不适，有异物感，口干，发音不清，吞咽困难等；味觉改变等。

3. **心脏症状** 心律失常，有时心动过速，有时心动过缓，心悸心慌，或心前区疼痛，但心电图无改变，故称为"颈性冠心病"。

4. **血管运动功能障碍** 交感神经受刺激兴奋时，血管收缩、痉挛，出现手足发凉、疼痛、发绀，脉搏细数，皮温低；当交感神经受抑制时则血管扩张，肢端发热，有烧灼感，或有手指肿胀、奇痒及血压不稳等表现。

5. **汗腺分泌障碍** 主要在上胸部、颈部、头面部及手部，表现为多汗或少汗，可为双侧，也可为一侧；有时半侧面部多汗，而对侧则无汗。

6. **胃肠道或泌尿系统症状** 患者可有胃脘不适、胃纳不佳、恶心呕吐、腹泻或便秘等消化道症状；有些患者也可表现为尿频、尿急、排尿不畅或淋漓不尽等泌尿系统症状。

（二）诊断标准

单纯性交感神经型颈椎病比较少见，如果具有上述自主神经紊乱的症状，而病因不清，又同时有颈肩疼痛，手指麻木，或有头痛头昏、眩晕等椎-基底动脉系统供血不足的症状，或有下肢感觉、运动及反射异常等表现，特别是影像学检查有颈椎病的典型改变，诊断即可确立。

（三）鉴别诊断

1. **梅尼埃病** 又称梅尼埃综合征，主要表现有四大特征：①发作性眩晕；②波动性、进行性和感音性听力减退；③耳鸣；④恶心、呕吐。二者最主要的区别是梅尼埃病引起的眩晕属于周围性眩晕，其特点为眩晕发作有规律性，持续时间短，可伴有水平性眼球震颤，缓解后毫无症状。检查发现前庭功能试验不正常。而颈椎病引起的眩晕多为中枢性，发作与头颈部转动有关，伴有颈神经症状，且颈椎影像学检查骨质有异常改变。

2. **内耳动脉栓塞** 内耳动脉为基底动脉的终末支，又无侧支循环，所以栓塞后突然会发生耳鸣、耳聋和眩晕，症状可持续数月、数年，甚至终身，与颈椎病发作性眩晕易于区别。

六、食管压迫型颈椎病

本型主要由于椎间盘退变继发前纵韧带及骨膜下撕裂、出血、机化钙化及骨刺形成，导致食管压迫而引起吞咽困难的症状，常伴有颈部不适症状。早期吞服硬质食物时有困难感及食后胸骨后的异常感（烧灼、刺痛等），情况加重后可影响饮食。按其吞咽障碍程度不同分为：①轻度，为早期症状，表现为仰颈时吞咽困难，屈颈时则消失；②中度，可吞服软食或流食者，较多见；③重度，仅可进水、汤者，较少见。X线平片显示椎体前缘骨赘形成，典型者呈鸟嘴状。钡剂吞服透视下，可清晰地显示食管狭窄的部位与程度。食管的狭窄程度除与骨赘的大小成正比外，且与颈椎的体位有关：当屈颈时，食管处于松弛状态，钡剂容易通过，轻型者甚至不显示狭窄；但仰颈时，由于食管紧张与被拉长，以致钡剂通过障碍程度加剧。

（一）诊断标准

1. **吞咽困难** 早期惧怕吞咽较干燥食物，颈前屈时症状较轻，仰伸时加重。

2. **X线平片及食管钡剂检查** 椎节前方有骨赘形成，并压迫食管引起食管痉挛与狭窄。

（二）鉴别诊断

1. **食管炎**　原发性少见，多由于吞咽困难时被鱼刺、肉骨等刺伤所致，因此易与因椎体前缘骨赘压迫者相鉴别。个别原因不清、诊断困难者，可在拍摄颈椎X线平片时吞服钡剂，以判定食管受阻原因。

2. **食管癌**　发病缓慢，以老年人多见，易与颈源性颈椎病相混淆，X线钡剂检查及食管镜检查、病理切片检查均可确诊。

七、混合型颈椎病

混合型颈椎病是指临床上出现两型或两型以上症状、体征的颈椎病。一般来说，对于年龄较大或病程较长的患者而言，单一型并不多见，而最常见的却是混合型颈椎病。

混合型颈椎病多发的原因，从病理解剖学和病理生理学来解释，主要是颈椎及其软组织病理改变累及颈脊神经根、脊髓颈段、椎动脉或颈交感神经节等结构，且不仅累及一种组织结构，往往可能同时刺激或压迫几种组织结构。例如，椎间盘退变后，椎间隙变窄，椎间孔径线亦变小，神经根受压，窦椎神经亦受压，椎动脉迂曲变形，同时椎体不稳而滑移，黄韧带折叠突入椎管，均使椎管管径变小、脊髓受压。又如，钩椎关节增生，可以同时或先后压迫刺激脊髓、脊神经根、椎动脉、交感神经等一种或多种结构，导致临床症状多样化、复杂化，且各组织受累可同时出现，更多的是先后发生，故临床上早期表现为单一型，而后期演变成混合型。因此，混合型颈椎病最为常见。

第五章　颈椎病的"源头"防治新策略与方法

　　颈椎病临床治疗有两个层次：第一是缓解患者的痛苦，消除症状，即所谓"治标"；第二是消除病因，改变病理，即所谓"治本"。从临床角度来看，原则上，这两个层次的治疗应该尽可能同步进行，标本兼治，才能达到最佳、持久的疗效。但从科研、学术角度来看，主要是针对第二层次的问题，探索疾病的本源、本质与规律，以求达到根本治疗。因此，必须分清两个层次，不可混为一谈。要知道症状并不等于"病"。疾病必然有其内在的病理基础；症状多半只是疾病的外在表现或自我感知。有症状（一过性或偶然性）并非一定有病（缺乏内在的病理基础）；无症状也不等于没有病；症状的轻或重与病情的轻与重不一定平行或一致。

　　颈部软组织症状，如痉挛、酸痛可能只是颈椎病患者的一种伴随表现，不一定所有患者都有，是颈部骨性因素变化引起的外在表现。如果只针对软组织治疗显然不可能从根本上解决筋的症状，更不能从根本上治疗颈椎病。筋因骨不正而痛，骨正筋则顺，症状会随之消失或减轻。

　　从"源头"防治颈椎病，主要是将传统医学与现代医学的医学思想、医疗理念与特色技术相融合。首先，应遵循潜病防病、已病治病、既病防变、防治结合的理念，以及预防为先、预防为重、预防为主，从"源头"着手的系统性、整体性治理新理念。其次，遵循筋骨并重、筋骨互动、筋骨互用、筋骨同治和筋随骨动、骨错筋伤、骨正筋顺的基本原理，应用力学三要素（力的方向、大小与作用点）的生物力学基本原理，突出重点，统筹兼顾，顺势而行，消除发病"源头"，阻断颈椎病的发展、演变过程，从而达到对各种类型、不同程度、各个年龄段的颈椎病治疗的普适性与有效性。

根据前面所述，这里所提到的防治颈椎病的新策略与新方法，应该以纠正颈椎"生理弧度异常"为切入点，以现代系统论原理为指导，根据颈椎病发生、发展、演变规律与过程，制定全程的、全面的治理方案。

生理弧度异常是力学紊乱的结果，只有通过力学调整，恢复正常力学平衡，才能恢复其生理弧度（即7节颈椎骨恢复正常的排列方式），恢复颈椎正常的生理性"连枷式"整体性同步协调运动方式，从而恢复颈椎间盘内的生物力学负荷平衡。而除此之外的其他措施都达不到这种作用，如：

1. 任何药物治疗都只能起辅助作用（缓解软组织痉挛、缓解疲劳症状）。

2. 手法纠正有明显缺陷：一是用力大小无法量化控制；二是用力方向也不易主观控制，而横向力常发生失误，甚至导致高位截瘫等严重后果；三是它仅是一次性作用，安全度和有效性严重受限。

3. 佩戴颈围只有被动、静态维持稳定、防范进一步错位的保护作用，而没有主动纠正已存在的错位功能。

4. 已出现的"颈椎弧"，仅相当于"枕头"功能，也只有静力作用，没有动力矫正功效，因而也只有预防而无纠正已存在的生理弧度异常的作用，即缺乏治疗作用。

无论哪一型颈椎病，治疗基本遵循先非手术治疗，无效后再手术这一基本原则。这不仅是因为手术本身所带来的痛苦及易引起损伤和并发症，更为重要的是颈椎病绝大多数可以通过非手术疗法停止其发展，好转，甚至痊愈。除非具有明确手术适应证的少数病例，一般均应先从正规的非手术疗法开始，并持续3~4周，大多均可显效。对个别呈进行性发展者（多为脊髓型颈椎病），则需当机立断，及早进行手术。

第一节　回归颈椎生理弧度的动力性牵引疗法

回归颈椎生理弧度的动力性牵引疗法属于牵引疗法的一种，所用仪器为动力牵引器。临床现有的牵引方法虽然具有动力牵引作用，但其牵引力只作用于垂直方向，即便调节了牵引角度也仅仅在某一固定角度牵引，缺乏动态变化，不符合颈椎生理要求，因而根本不可能纠正生理弧度异常，达不到治疗目的，力量过大甚至有损韧带和小关节。而回归颈椎生理弧度的动力性牵引疗法是从纠正颈椎生理弧度异常入手，契合颈椎病的病理变化的"源头"——生理弧度的改变（变浅—消失—反弓），能从"源头"上防治颈椎病，是一种较为理想的新型防治颈椎病的牵引疗法。

一、设计原理

在动力牵引过程中产生符合颈椎生理弧度的合力（不仅向上，同时有向后的分力，整合起来成为一个向枕后方向的合力，这个"合力"的方向恰好与颈椎生理弧度完全一致），通过持续的动态牵引作用，使异常排列的颈椎安全有效地"回归"到正常生理弧度。牵引所产生的是动力性的牵引力（不同于"颈围""保健枕头"之类产品，仅有静力作用，故而只有保护功能），因而具有纠正已有畸形的治疗作用。

同时，在颈托的后壁设置一个压垫，使牵引力的作用点更集中于颈4、颈5、颈6节段的后方（此为颈椎生理弧度异常的中心部位），成为力学支点，再加上电动按摩理疗作用，进一步强化、优化牵引效果。

这种牵引不但从根本上消除患者目前存在的各类颈椎病症状，更重要的是，从"源头"上消除了颈椎病的启动因素，阻断了颈椎病发生、发展、演变的恶性循环的过程。

二、治疗原理

生理弧度异常，是颈椎病的"源头"、始动因素，它启动了颈椎病的发生，同时它又伴随着颈椎病的进一步发展、演变整个过程，是各种类型、不同程度、不同阶段的所有颈椎病的"共同的病理基础"。

动力性牵引疗法主要纠正生理弧度异常，阻断颈椎病发生的第一个"节点"。同时，避免作用于颈椎椎间盘上的力学负荷集中于椎间盘的前方局限性部位（为椎间盘减了压），即恢复了椎间盘上压力负荷的生理性正常分布，延缓椎间盘的退行性变、保护椎间盘防止发生破裂，以阻断颈椎病发生发展演变的第二个"节点"。

三、适应证

动力牵引法的适用面广、有效性高。适用于临床上各种不同类型、不同程度、不同年龄段的颈椎病患者的治疗。通过牵引，使生理弧度异常及椎节错位得以纠正或改善，通过"筋随骨动、骨正筋顺"的规律，消除或改善症状。

第二节 "四步手法"自我保健防治颈椎病

人体犹如一部复杂的机器，需要时常加以保养。尤其对颈椎病患者来说，颈椎病本身就是一种退行性病变，更要对颈部加以保护，尽量避免不必要的损伤。无论是睡眠、休息，还是学习、工作，甚至日常一些动作，都要保持良好的习惯，时刻不忘对颈椎的保护。要保护颈椎的稳定，就要加强颈部肌肉的锻炼。锻炼方法主要包括各种体育保健方式、功能锻炼、手法按摩及瑜伽等方式。

各型颈椎病患者，包括手术后恢复期的患者，由于全身各部肌肉萎缩、营养失调等原因，发生明显的肌肉萎缩，颈椎周围关节囊、韧带、肌肉等组织因缺少活动等原因发生粘连，变得僵硬，所以应多鼓励患者积极进行锻炼。通过颈背部的肌肉锻炼，增强颈背部肌肉力量以保持颈椎的稳定性，恢复和增进颈椎的活动功能，防止颈椎关节僵硬，并改善颈部血液循环，促进炎症的消退，还可解除肌肉痉挛，防止肌肉萎缩，矫正不良的身体姿势。长期进行体育锻炼有助于颈椎病的症状缓解，巩固疗效，减少发病。

有研究表明：功能锻炼能松解神经根的粘连，以及硬脊膜与后纵韧带的粘连，维持硬脊膜在椎管内的活动性，调整椎间小关节的紊乱，改善神经根与病变组织的位置关系，解除神经根或血管的压迫或刺激。同时功能锻炼也可理顺脊柱两侧的筋骨关系，增强颈项部肌肉及韧带的力量，恢复脊柱的正常生理曲度，增强肌肉对脊柱的固定作用，从而维持颈椎的稳定性。功能锻炼还可以增加骨的代谢速度，使骨骼的有机成分增加，无机成分减少，使骨的强度、韧性增加，延缓骨质的退变。

功能锻炼配合牵引可以锻炼颈肩肌肉，解除颈部肌肉的痉挛，调整和恢复已被破坏的颈椎内平衡，增大椎间隙及椎间孔，牵开被嵌顿的小关节囊，增大横突间距离，伸张被扭曲的椎动脉，改善脑血液循环。

一、操作方法

1. **第一步手法** 两手置枕后，两拇指分别揉按两侧枕骨粗隆处（项韧带附着点），重复5～10次（图5-1）。

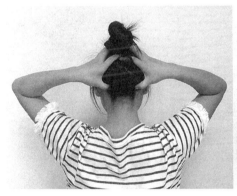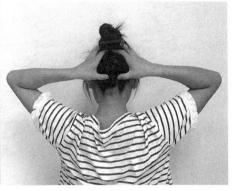

◎ 图5-1 第一步手法

2. **第二步手法**

动作一：站立位，抬肩，颈部后伸，两手置于颈后，食、中指伸直并拢，置于颈后正中线两侧，自上而下，纵向梳理颈后两侧项韧带及肌肉（图5-2）。

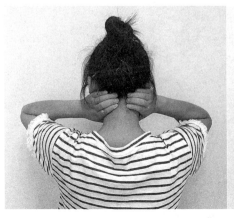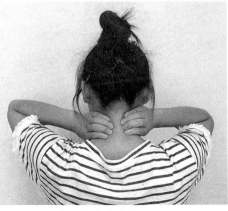

◎ 图5-2 第二步手法——动作一

动作二：在做动作一的同时，颈椎向后上方做伸展运动，同时两足跟跷起向上与手法配合做相对运动。做以上动作时，枕部尽量向后上方导引，重复3~5次（图5-3）。

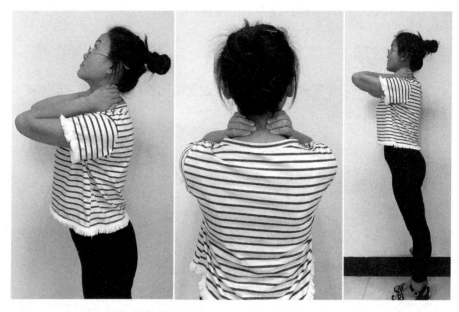

◎ 图5-3　第二步手法——动作二

3. 第三步手法

动作一：头颈中立位，左手掌横行紧握右侧颈部肌肉，稳定颈部，头颈向右旋转，右侧颈部肌肉做等长收缩，使肌张力最大（图5-4）。

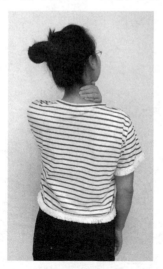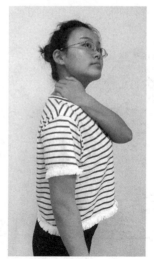

◎ 图5-4　第三步手法——动作一

动作二：然后反过来，右手掌横行紧握左侧颈部肌肉，稳定颈部，头颈向左旋转，左侧颈部肌肉做等长收缩，使肌张力最大。重复3～5次（图5-5）。

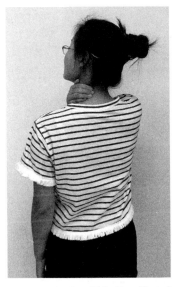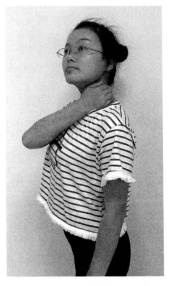

◎ 图5-5 第三步手法——动作二

4. **第四步手法** 两手五指交叉置于颈后，抵住枕骨粗隆，向上后方牵引，同时两足跟踮起向上与手法配合做相对运动，使脊柱整体形成向前的弧度运动，重复3～5次（图5-6）。

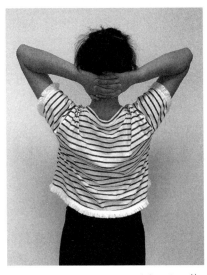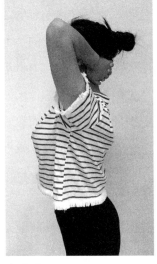

◎ 图5-6 第四步手法

二、设计原理

"四步手法"的设计原理，符合颈椎的生理特性与运动规律。设计原理：根据脊柱（包括颈椎）都具有"宜伸不宜屈""宜牵不宜压"（压和屈导致椎间盘负荷加大或力学分布异常，而伸与牵则是为椎间盘减压和维护力学平衡）的生理特征，按照"整体观念"的原则，根据"筋骨并重""筋骨相互为用"的原理，利用其周围的软组织的"合页"作用，调整各椎节的相互关系、纠正其微型错位（这种微型错位是经常存在的，正是由于它的未及时纠正、持续存在，才会积累演变成为更严重的问题）、恢复各椎节之间的正常关系，通过手法与颈部运动对颈椎的整体干预作用及纵向理筋的作用，使颈椎恢复生理性排列、生理弧度及柔韧性，从而达到去除病因、纠正病理、消除症状，并防止进一步恶化的效果。

1. 在"四步手法"实施过程中，其中后三步都贯穿有纵向（"牵"与"伸"）导引作用，这种导引的方向都是向后上方，是顺应颈椎的生理曲度的，这种纵向导引是利用了颈椎周围的肌肉、韧带的"合页"作用来达到颈顺列的恢复和生理弧度的矫正，自始至终没有施加横向力，这种作用力是"自我"主动作用而非像颌带牵引和外加的手法那样，在患者处于被动状态下进行。

2. 对椎节所施加的力完全来自于本体自身而无任何外加的力，因此，施力的力度具有本能的自我合理量化（机体的天然自我保护机制）。

3. 整个过程没有任何横向施力（横向力是外加手法医疗风险与失误的主要原因）。因此，导引力的作用方向、方式都更加合理，也更安全，完全可以避免临床上由于手法失误（因方向、力量等难以把握很准）导致的"医源性"损伤，甚至于截瘫等严重后果。

对于早、中期颈椎病患者而言，"四步手法"自我保健手法完全可以取代目前临床上的单一垂直方向的牵引或推拿手法之类的治疗方法。

三、适应证

四步手法适用于所有颈椎病前期与颈椎病患者。它的最大优点是普适性、方便性、有效性与自理性（可免于就医）。通过弧度动力牵引纠正颈椎生理弧度异常和微错位，从"源头"上达到防治颈椎病的效果。

同时适用于临床上各种不同类型、不同程度、不同年龄段的颈椎病患者的治疗，使生理弧度异常及椎节错位得以纠正或改善，通过"筋随骨动、骨正筋顺"的规律，消除或改善症状。

第三节　颈椎病的传统手术疗法

严重的多种类型混合的晚期颈椎病患者，在进行规范的非手术治疗无效的情况下，必要时需要手术。手术虽然是无奈之举，但必要做时须当机立断。

手术指征：颈椎病的手术治疗主要是解除由于椎间盘突出、骨赘形成或韧带钙化所致的对脊髓或血管的严重压迫，以及重建颈椎的稳定性。脊髓型颈椎病一旦确诊，经非手术治疗无效且病情日益加重者应当积极手术治疗；神经根型颈椎病症状重、影响患者生活和工作，或者出现了肌肉运动障碍者；保守治疗无效或疗效不巩固、反复发作的其他各型颈椎病，应考虑行手术治疗。一般颈椎病手术术式分颈前路手术和颈后路手术。

手术治疗目的：解除脊髓压迫，消除症状体征；稳定颈椎。

一、前路手术

经颈前入路切除病变的椎间盘和椎体后缘骨刺并行椎体间植骨。其优点是脊髓获得直接减压、植骨块融合后颈椎获得永久性稳定。在植骨同时采用钛质钢板内固定，可以提高植骨融合率、维持颈椎生理曲度。

（一）前路椎间盘切除椎体间植骨融合术

1. 适应证

（1）单节段脊髓型颈椎病或神经根型颈椎病，非手术治疗无效，且症状体征加重。

（2）脊髓型颈椎病，在短期内急剧加重。

（3）突发性颈椎病或外伤诱发造成四肢瘫痪。

2. 禁忌证

（1）全身情况差，或合并有重要脏器疾患，不能承受手术创伤者。

（2）合并颈椎后纵韧带骨化者。

（3）诊断不明确者。

（4）高龄患者，丧失正常自理能力，不能配合术前准备和术后处理者。

（5）颈椎病病程长，合并四肢瘫痪，肌肉萎缩、关节僵硬，表明脊髓损伤严重，即使减压，脊髓功能也难以恢复者。

3. 术前准备

（1）气管推移训练：术前必须训练推移气管和食管。颈前路手术入路系经颈内脏鞘与血管神经鞘间隙而抵达椎体前方，故术中需将内脏鞘牵向对侧，方可显露椎体前方或侧前方。如果术前牵拉不合要求，术中可因无法牵开气管而被迫中止手术。如果勉强进行，则可能损伤气管或食管，甚至引起术后喉头痉挛、水肿。

训练方法：患者或他人用2～4指在皮外手术切口一侧的颈内脏鞘与血管鞘间隙处，持续性向对侧推移。开始时每次持续10～20min，此后渐增加到30～40min，而且必须将气管牵拉过中线，训练3～5天，即能适应。这种牵拉易刺激气管引起反射性干咳等症状，必须反复向患者交待其重要性。

（2）卧床排尿、排便训练：术后将有数日卧床，为减少因术后排尿、排便困难，以及插导尿管后引起的尿路感染，在术前必须进行床上排尿、排便练习。

4. 手术步骤

（1）麻醉：气管插管全身麻醉为宜。如单纯行颈椎前路减压术，亦可采用颈丛麻醉。患者仰卧于手术床上，双肩垫以软枕，头颈自然向后仰伸，颈后部放置沙袋或一包类似海绵的软木枕头，后枕部垫以软头圈，头两侧各放置小沙袋防止术中旋转。避免在麻醉过程中患者头颈过度后仰，以免加重脊髓损伤。如术前已行颅骨牵引，则颅骨牵引弓不要去除。

（2）切口：采用颈前路右侧斜行切口，此切口视野开阔、切口松弛、利于术中牵拉。单纯行前路减压者，则可以采用颈前路右侧横切口，此切口瘢痕较小，术后外观较好。切口长度一般为3～5cm。

（3）显露：切开皮肤和皮下组织，切断颈阔肌，止血后在颈阔肌深面做钝性和锐性分离，上下各2~3cm，扩大纵向显露范围。准确确定颈动脉鞘和颈内脏鞘，以有齿长镊提起胸锁乳突肌内侧与颈内脏鞘之间联合筋膜并剪开，并沿其间隙分别向上下方向扩大剪开。该部为一疏松的结缔组织，很容易分离。于颈内脏鞘外侧可见肩胛舌骨肌，可从其内侧直接暴露，也可从其外侧进入。术中以示指沿已分开的间隙做钝性松解，再轻轻向深部分离抵达椎体和椎间盘前部。当甲状腺上动脉显露时，在其上方可见喉上神经。如未见到，也不必探查和游离，以免损伤。颈内脏鞘和颈动脉鞘分离后用拉钩将气管、食管向中线牵拉，颈动脉鞘稍向右侧牵拉，即可抵达椎体和椎间盘前间隙。用长镊子提起椎前筋膜后逐层剪开，然后纵行分离此层筋膜，向上下逐渐扩大暴露椎体和椎间隙，通常为1或2个椎间盘。两侧分离以不超过颈长肌内侧缘2~3mm为宜，若向侧方过大分离则有可能损伤横突孔中穿行的椎动脉及交感神经丛。

（4）定位：拍摄全颈椎侧位X线片，根据X线片或C臂机透视定位，以注射针头去除尖端保留1.5cm长度，插入椎间盘定位。

（5）摘除椎间盘：I形或Z形切开前纵韧带，向两侧剥离，显露椎间盘的纤维环外层。用长柄尖刀切开纤维环，深度以2~4mm为宜，并上下钝性剥离分开。髓核钳通过纤维环切口伸入椎间隙，由浅入深，从一侧到另一侧分次摘除髓核。严格掌握髓核钳进入椎间隙的深度，髓核钳伸入椎间隙的深度一般控制在20~22mm。过浅则无法夹取突出的髓核，过深容易损伤脊髓。为防止髓核钳伸入过深，造成脊髓损伤，可在髓核钳的头端套一皮套作为深度标志。接近椎体后缘时改用刮匙，将残余的椎间盘组织和软骨板刮除。用神经剥离器探查，至椎体后缘与硬膜外间隙通畅，无残余致压物，此时减压已彻底。

（6）植骨固定：于左侧髂嵴处用骨凿切取一小块植骨块，修整规则。将椎间隙上下方的终板软骨刮除，直至有渗血止。将植骨块的松质骨面分别朝向上下方，用槌骨器击入椎间隙，植骨块末端比椎体前缘低1~2mm，植骨块底部与椎管前壁保持4~5mm间隙。辅以颈椎前路钢板固定，病逐层缝合。

5. **术后处理**

（1）术后24~48小时后拔除引流条；

（2）术中如对硬膜扰动较多，术后应用地塞米松20mg，呋塞米20mg，5～7天停药。适当应用抗生素预防感染；

（3）颈托保护4～6周。

6. 典型病例

王某，男，56岁，脊髓型颈椎病（C$_{4～5}$、C$_{5～6}$受压），行C$_{4～5}$、C$_{5～6}$颈椎间盘切除椎体间植骨钛板固定术（图5-7～图5-15）。

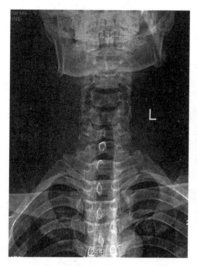
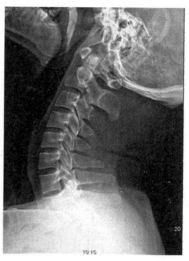

◎ 图5-7　颈椎正位片　　　　图5-8　颈椎过伸侧位片

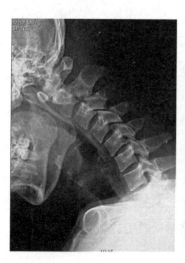
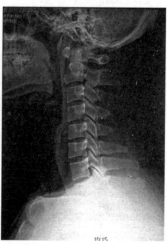

◎ 图5-9　颈椎过屈位片　　　　图5-10　颈椎侧过伸位片

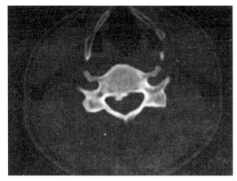

◎ 图5-11 颈椎CT（C$_{4\sim5}$椎间盘） 图5-12 颈椎CT（C$_{5\sim6}$椎间盘）

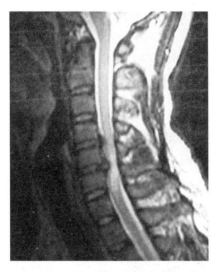

◎ 图5-13 颈椎MRI T2加权

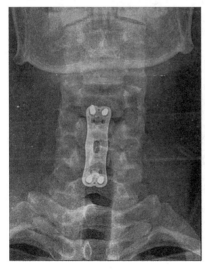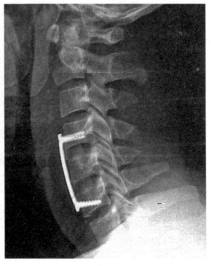

◎ 图5-14 术后正位片 图5-15 术后侧位片

（二）椎体次全切除术、椎体间大块植骨、钛板内固定

1. 适应证

（1）累及2个椎体以上长度的颈椎后纵韧带骨化症。

（2）3个以上多椎间隙病变的颈椎病。

2. 禁忌证

（1）脊髓型颈椎病，累及1或2个椎间隙者。

（2）累及1或2个椎间隙的局灶性颈椎后纵韧带骨化症。

3. 术前准备

（1）一侧髂骨取骨的皮肤和器械准备。

（2）准备术中拍摄X线颈椎侧位片，确定部位。

4. 手术步骤

（1）麻醉和体位：局部麻醉或气管插管全身麻醉。取仰卧位，两肩胛间垫枕，颈部稍伸，头向切口对侧倾斜15°。

（2）手术切口：对累及2~3个椎体节段的病变，仍采用一侧颈前部横切口；对累及3个以上椎体或椎间隙病变，做一沿胸锁乳突肌前缘的斜切口，并斜行切开颈阔肌，可以增加上下颈椎的显露范围。将胸锁乳突肌和颈动脉鞘牵向外，气管和食管牵向内，直到显露颈椎椎体前面和病变椎间隙。

（3）椎体中部切除：将预定切除椎体的上下椎间盘以刮匙切除，然后用普通咬骨钳和高速微型钻切除其中部各1.2cm宽，包括上一个正常椎体的下缘和下一个正常椎体的上缘中部也切除同样宽度，做成一个直立的长方形骨窗，深度达到椎体后面皮质骨，有的部分可露出后纵韧带和增生的骨嵴。

（4）骨性压迫物切除：在形成的骨窗底部，可见到各椎间隙平面有横列的增生性骨嵴，以显微剥离子将各骨嵴与后纵韧带分离，然后以超薄的Kerrison咬骨钳分小块地切除。对骨嵴较厚处，以微型金刚砂钻头削薄后再行切除，直到几个骨嵴全部切除，显露正常的后纵韧带。对骨化的后纵韧带，在以微型钻切除椎体后面皮质骨后，即可发现条块状的韧带骨化区，可在骨化区的边缘处以显微剥离子与未骨化的韧带剥开，然后以超薄的Kerrison咬骨钳分小块地切除骨化区，显露出硬脊膜。对于明显增厚的后纵韧带，并具有压迫性或将发展成骨化区者，

亦应予以切除。

（5）植骨融合：取自体髂嵴骨质，其长度较骨窗长度长1cm，在颈椎骨窗的上下两端各做一凹入的骨槽，将取下的髂嵴骨片精心修整，使之与骨窗相适合，骨片的宽度要较骨窗左右宽度大1mm，厚度要较椎体前后径小3～4mm，骨片两端做成凸出部。骨片备好后，在麻醉师用力牵引患者头部时，术者将髂骨片轻轻打入，使骨片两端凸出部嵌入骨窗两端的凹入骨槽内。为防止骨片脱出，应将前纵韧带缝合，并将两侧颈长肌内侧缘拉拢缝合；亦有采用钢板和螺钉固定的方法，减少植骨脱出，并能早期离床活动。

（6）切口缝合：颈椎椎体前置硅胶管引流，深筋膜、颈阔肌、皮下组织和皮肤逐层缝合。

5. 术后处理

（1）术后头颈两侧置沙袋予以制动。

（2）术后卧床时间4～6周。

6. 典型病例

于某，男，40岁，右上肢放射痛一年，加重半年收入院，之前经过系统保守治疗，效果不明显，且右上肢放射痛进行性加重，伴右上肢肌力减退和感觉减退，术前检查：颈椎侧位片、颈椎过屈位、颈椎过伸位片，CT和MRI（图5-16～图5-22）。诊断为神经根型颈椎病，并行C_5椎体次全切椎体间大块植骨、钛板内固定术（图5-23、图5-24）。

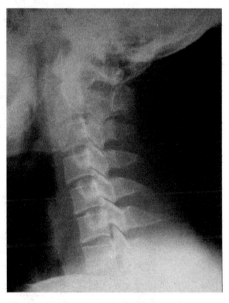

◎ 图5-16 颈椎侧位片

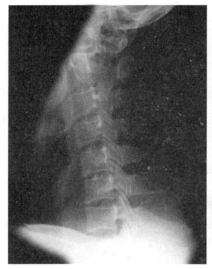 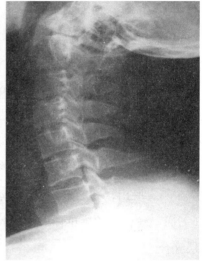

◎ 图5-17 颈椎过屈位片　　　图5-18 颈椎过伸位片

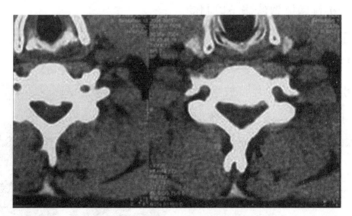

◎ 图5-19 颈椎CT（$C_{4\sim5}$椎间盘）

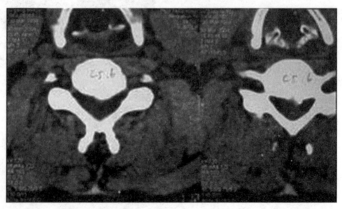

◎ 图5-20 颈椎CT（$C_{5\sim6}$椎间盘）

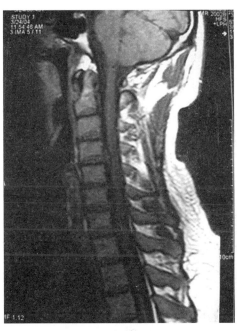

◎ 图5-21 颈椎MRI T1加权

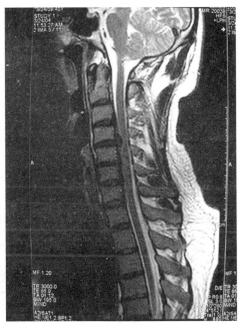

图5-22 颈椎MRI T2加权

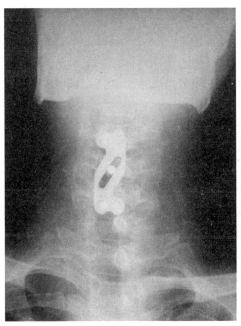

◎ 图5-23 术后正位片

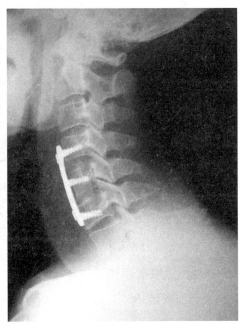

图5-24 术后侧位片

二、后路手术

经颈后入路将颈椎管扩大，使脊髓获得减压。常用的术式是单开门和双开门椎管扩大成形术。有节段性不稳定者可以同时行侧块钛板螺钉或经椎弓根螺钉内固定、植骨融合术。

（一）单开门椎管扩大成形术（图5-25）

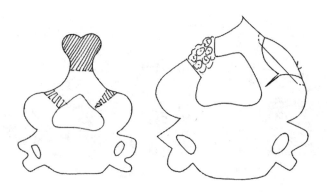

◎ 图5-25 颈椎单开门椎管扩大成形术示意图

1. **适应证**

（1）严重的颈椎椎管狭窄，狭窄范围在3个节段以上，甚至全颈椎广泛退变增生并有脊髓压迫的患者。

（2）颈椎后纵韧带骨化症，呈连续型、混合型或间断型，累及范围广泛。

（3）多节段脊髓型颈椎病，至少有3个或3个以上椎节受累。

（4）某些颈椎病或颈椎创伤患者经颈前路减压并植骨融合术后，合并椎管狭窄症、椎管后方黄韧带肥厚或皱褶对脊髓造成压迫者。尤其是MRI矢状位成像显示脊髓呈串珠样改变者。

（5）黄韧带钙化症，虽不多见，但可引起椎管狭窄症的一系列症状和体征，需行后路减压。为更多地保留颈椎后结构的完整性，此种术式更为理想。

2. **禁忌证**

（1）全身情况差，不能耐受手术者；病程长，脊髓已变性，四肢肌肉萎缩，关节功能严重障碍者。

（2）颈椎有明显的节段性不稳，尤其是前结构有损伤或病损的病例，尚未愈合者。

3. 术前准备

（1）术前告知患者手术体位，以及术中可能出现的不适，便于在术中得到患者的密切配合。

（2）患者术前俯卧训练数日，以适应手术时俯卧体位。

（3）准备颈椎后路和开门手术必要的器械，例如微型电钻或气钻。如缺乏这些设备，可选择小型冲击式咬骨钳和三关节尖嘴咬骨钳。

4. 手术步骤

（1）麻醉方式：多采用全麻，也可采用局麻。俯卧位，头置于马蹄形半环支架上，头部略呈屈曲。

（2）切口和椎板显露：与经后路显露相同。确定椎板切开侧及铰链侧，并将所有成形椎节的棘突自基底部剪除，也可不做切除。

（3）铰链侧椎板的准备：应用电钻将椎板外侧缘皮质骨磨除，仅留松质骨和内层皮质。如无上述设备，则用2.5mm宽的三关节咬骨钳，在关节突内侧缘的椎板上下缘，均匀用力，将外层皮质骨咬除，形成骨槽状。

（4）开门侧椎板的操作：用电钻或气钻，或薄型椎板咬骨钳，沿椎板的关节突内侧缘，自上而下，或自下而上将椎板全层完全切断，显示硬膜囊。开门的椎节数根据病变范围而定，通常4个或5个节段，即颈3～6或颈3～7。

（5）椎管扩大：椎板一侧已完全游离，另一侧有部分皮质骨相连。将每节椎节间黄韧带切除并分离。将椎板扳向铰链侧，使铰链侧内层椎板皮质骨造成折断状，但仍有部分皮质连续，使椎板形成开门状态。椎板切开间隙扩张越大，椎管矢状径增加越大，如每增加1mm，则直径增大0.5mm。

（6）椎板开门固定：为保持椎板处于永久的开门状态，可在开门术前先在棘突基底部打孔以便能贯穿钢丝或粗丝线，将棘突缝合到对侧肌层上，开门侧的椎板内侧之间可放置脂肪组织，以预防颈部肌肉与硬膜囊粘连。为防止单开门术后关门现象，可取一与椎板厚度相当的髂骨或肋骨，嵌于开门处，用钢丝或小螺钉固定，达到重建一侧椎板的作用。采用上下端植骨小螺钉固定的方法，也能达到防止术后关门的目的。

（7）切口缝合：缝合肌层、皮下和皮肤，切口放置负压引流或半管引流1根。

5. 术后处理

（1）术后以颈托固定，24～48小时后拔除引流条，术后10日拆线，并以石膏颈托固定，持续2～3个月。术后定期拍摄X线片或CT扫描判断骨折愈合情况。

（2）术中如对脊髓有刺激或扰动，宜常规应用脱水剂和激素。常规使用预防剂量的抗生素以预防感染。

6. 典型病例

颈椎管狭窄症患者，术前四肢无力，走路不稳，双手笨拙，行颈后路单开门椎管扩大成形微型钛板内固定术，术后症状很快明显改善（图5-26～图5-32）。

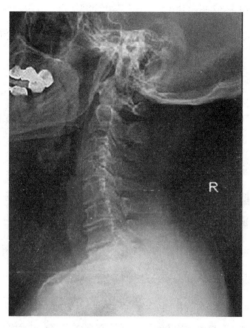

◎ 图5-26　颈椎侧位片

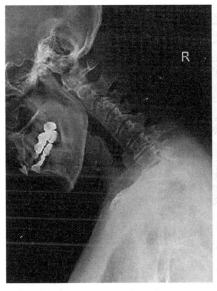

◎ 图5-27　颈椎过屈位片　　　　图5-28　颈椎过伸位片

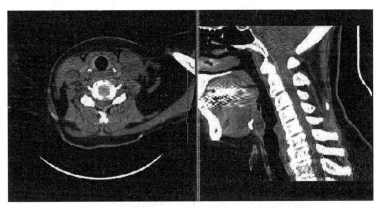

◎ 图5-29　颈椎CT片

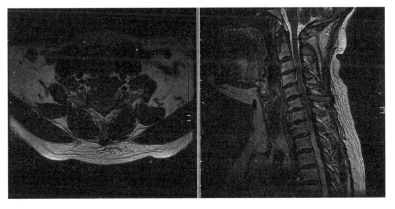

◎ 图5-30　颈椎MRI片

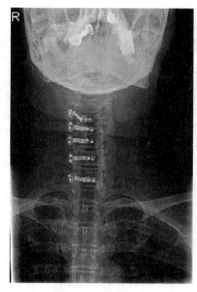 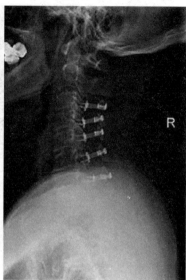

◎ 图5-31 术后正位片 ◎ 图5-32 术后侧位片

（二）双开门椎管扩大成形术（图5-33）

1. 适应证

（1）颈椎病涉及三个以上节段病变并有椎管狭窄和脊髓受压症状。

（2）颈椎管外伤或发育性狭窄有脊髓压迫症状者，CT片示椎管矢状径绝对值小于10mm。

（3）散在型或连续型颈后纵韧带骨化症有脊髓压迫症状，前路手术难以减压者。

（4）颈椎病曾施行前路减压术，仍有脊髓压迫症状者。

2. 术前准备

（1）术前的手术设计极为重要。根据CT或MRI或脊髓造影确定成形范围。根据CT影像测量椎板中线到椎管左右侧之间的距离（椎管横径值），供术中开沟部位的定位参考。再根据骨赘和脊髓受压的部位，如行单开门式椎板成形，确定绞链侧和开门侧。

（2）制好石膏颈领备用；配血备用。

3. 手术步骤

（1）麻醉方式：多采用全麻，也可采用局麻。俯卧位，头置于马蹄形半环

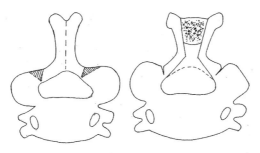

A 保留棘突，嵌入髂骨块，撑开式

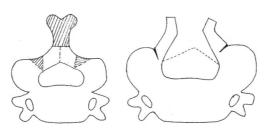

B 切除棘突，双开门式

◎ 图5-33 颈椎双开门椎管扩大成形术示意图

支架上，头部略呈屈曲。

（2）切口和椎板显露：与经后路显露相同。确定椎板切开侧及铰链侧，并将所有成形椎节的棘突自基底部剪除，也可不做切除。

（3）椎板成形：清理椎板上残留软组织，根据CT片椎管横径值，定出在椎板上做槽沟部位并作出痕迹。用微型钻或尖嘴咬骨钳分别在两侧椎板上各做一纵形槽沟。沟呈V形，浅层宽度为2~3mm，深度需深达椎板内层皮质，但不穿透，用小条状纱布堵塞止血。而后切除预定开门范围内的棘突间韧带，棘突保留1~1.5cm长。用微型电锯或窄型椎板咬骨钳将棘突纵行正中劈开直达硬脊膜外。将开门段最上椎板上缘的黄韧带与最下椎板下缘的黄韧带切断，从棘突劈开缝中伸入骨膜剥离器，将劈开的棘突向两侧张开，类似打开双扇门。同时中线切开黄韧带，用硬膜剥离器分离椎板与硬脊膜间粘连。取与显露硬脊膜等宽等长的脂肪片覆盖于硬脊膜外。

（4）植骨、缝合：沿髂骨嵴切口，显露髂骨，于髂骨上取骨。根据劈开棘突向两侧张开、能使硬脊膜囊充分减压所呈现的梯形间隙大小采骨，将植骨块修成相应梯形，嵌入棘突间隙，在棘突与骨块两端各钻孔，用钢丝或丝线固定，棘突植骨间用脂肪片隔开。取零星碎骨堵塞于椎板两侧槽沟空隙。切口用生理盐水冲洗，检查无出血，无棉片等存留后，切口内置导尿管，于切口旁作小切口引出皮外作负压引流。逐层缝合。

4. 术后处理

（1）术后穿戴石膏颈领，限制颈部活动，但可早期起床活动。

（2）压引流于术后48～72小时或日渗出量不超过20mL时拔除。

（3）术后10日拆线，8～12周后拆除石膏，行X线片和CT复查。植骨愈合后，可改用颈围保护，逐步加大活动。

三、康复治疗

颈椎病"围手术期"的康复治疗，有利于巩固手术疗效，弥补手术之不足，以及缓解手术所带来的局部和全身创伤，从而达到恢复患者心身健康的目的。

围手术期治疗的基本方法既离不开有关颈椎病的康复医疗（如中药、理疗、体育疗法、高压氧等），又不能忽视一些新的病理因素，如手术给患者带来的忧虑恐慌等精神负担、手术的创伤以及术后体质虚弱。

"颈椎病四步保健手法"用于颈椎病的预防和辅助治疗，可以有计划推广到社区，体现出康复预防的学术思想。

四、疗效评定

日本骨科学会制定了对颈脊髓病患者的脊髓功能评定标准（简称17分法）（表5-1），并已经为国际学者所接受。根据我国国情也制定了适合相应的标准（简称40分法）（表5-2），并已经在国内推广应用。

表5-1　颈椎病患者脊髓功能状态评定（17分法）

Ⅰ.上肢运动功能（4分）

自己不能持筷或勺进餐（0分）

能持勺，但是不能持筷（1分）

虽然手不灵活，但是能持筷（2分）

能持筷及做一般家务劳动，但手笨（3分）

正常（4分）

Ⅱ.下肢运动功能（4分）

不能行走（0分）

即使在平地行走也需用支持物（1分）

在平地行走可不用支持物，但上楼时需用（2分）

平地或上楼行走不用支持物，但下肢不灵活（3分）

正常（4分）

Ⅲ.感觉（6分）

明显感觉障碍（0分）

有轻度感觉障碍（1分）

正常（2分）

Ⅳ.膀胱功能（3分）

尿潴留（0分）

高度排尿困难，尿费力，尿失禁或淋漓（1分）

轻度排尿困难，尿频，尿潴留（2分）

正常（3分）

表5-2　颈椎病患者脊髓功能状态评定（40分法）

Ⅰ. 上肢功能（左右分查，共16分）

　　无使用功能（0分）

　　勉强握食品进餐，不能系扣写字（2分）

　　能持勺子进餐，勉强系扣，写字扭曲（4分）

　　能持筷子进餐，能系扣，但不灵活（6分）

　　基本正常（8分）

Ⅱ. 下肢功能（左右不分，共12分）

　　不能端坐，站立（0分）

　　能端坐，但不能站立（2分）

　　能站立，但不能行走（4分）

　　扶双拐或需人费力搀扶勉强行走（6分）

　　扶单拐或扶梯上下楼行走（8分）

　　能独立行走，跛行步态（10分）

　　基本正常（12分）

Ⅲ. 括约肌功能（共6分）

　　尿潴留，或大小便失禁（0分）

　　大小便困难或其他障碍（3分）

　　基本正常（6分）

Ⅳ. 四肢感觉（上下肢分查，共4分）

　　麻、痛、紧、沉或痛觉减退（0分）

　　基本正常（2分）

Ⅴ. 束带感觉（躯干部，共2分）

　　有紧束感觉（0分）

　　基本正常（2分）

第四节　颈椎病"微创"手术治疗

现代外科的重要发展趋势之一是手术的有限化和微创化。20世纪90年代以来，国内引进的各种国际微创治疗技术使椎间盘治疗达到了一个新的水平，其创伤微小、安全，逐渐引起广泛的重视。一些微创手术开始广泛应用于临床，目前临床常用的微创治疗方法有经皮激光椎间盘汽化减压术、经皮射频消融髓核成形术、经皮射频靶点热凝术、臭氧溶盘术等。

一、经皮激光椎间盘汽化减压术（PLDD）

激光椎间盘汽化减压术是利用高温（局部最高温度可达200℃），消融或汽化椎间盘内髓核组织，使其体积缩小，盘内压力减低，目前广泛应用于临床的脊柱微创手术方法之一。PLDD是在C形臂X线或CT的引导下，用16G或18G穿刺针刺入病变的颈椎间盘，通过穿刺针导入200～800μm光纤，然后启动激光治疗系统发射激光，将椎间盘部分髓核汽化，从而降低椎间盘内压力，达到治疗椎间盘突出症目的的一种微创手术方法。

1. **设备与材料**

（1）X线影像设备：能作腰椎正、侧位电视透视的高清晰度C型臂X线机；

（2）功率不低于15W的半导体激光机；

（3）光导纤维；

（4）能通过光导纤维的腰椎间盘穿刺针；

（5）Y型接头（与穿刺针相连接）；

（6）20mL空针或压力泵。

2. **适应证**　①一个或多个颈椎间盘突出；②颈后痛、双肩痛、双肩麻木、头晕等症；③影像学检查支持单纯性椎间盘突出。

3. **禁忌证**　①颈椎间盘脱出，髓核组织脱入椎管内；②颈椎间盘退变，椎间隙明显狭窄；③颈椎黄韧带肥厚，骨性椎管狭窄；④颈椎间盘突出钙化或骨化；⑤手术后复发有粘连；⑥精神不正常、年龄过小或过大而不能配合治疗的患者；

⑦患有严重器质性疾患不能耐受治疗的患者。

4. 操作方法与步骤

（1）打开15W半导体激光机电源，调整所需指标，采用间断脉冲法，曝光1秒，间歇1秒。

（2）将光纤一端与激光发生器相连接，将光纤另一端经Y型接头穿过腰穿针，超过针尖3~5mm，将露出针尖的光纤外膜剥去，并将Y型接头固定在光纤上，启动检验光源，光纤发出红色环形光圈，光纤为正常备用状态。然后将用Y型接头定位好的光纤从腰穿针取出备用。

（3）患者俯卧于检查台上，腹部垫一枕头，透视定位穿刺点，相应椎间隙中线旁开8~10cm，用甲紫在皮肤上做标记。

（4）局部皮肤消毒铺消毒巾，用1%利多卡因做局麻。

（5）用腰椎间盘穿刺针经标记点与腰骶部成45°~60°夹角对准相应椎间隙穿刺，L_5~S_1尚需向头侧倾斜20°~25°角，当针尖进入椎间盘纤维环时有涩韧感，通过纤维环后有落空感。

（6）针尖位置：正位透视针尖位于近中线处，侧位透视针尖位于椎间盘中后1/3交界处。

（7）将用Y型接头固定好的光纤沿穿刺针缓慢送入髓核，并将Y型接头与穿刺针相连而固定。

（8）脚踩激光机开关，进行髓核气化。过程中经常询问患者腰部有无热胀感，有热胀感时即松开脚闸休息，并用空针经Y型接头将高热的气体抽出。总能量根据患者身高与体重情况，控制在600~1800J左右，不要超过1000J。

（9）治疗结束时关闭电源，取出光纤，拔出穿刺针，用创可贴贴敷针眼。

5. 术后反应及处理

（1）回病房卧床休息5~7天。

（2）术后患者卧床休息。

（3）术后反应较轻，仅有轻微的热胀痛，无需特殊处理，可自行消失。

6. PLDD优缺点　　PLDD在C型臂的透视监测下，把穿刺针刺入颈椎病变的椎间盘中。然后，将光导纤维置入穿刺针里，通过激光的热能将椎间盘髓核汽化，形成一个空洞，即降低了椎间盘内的压力，改善了神经受压迫的状况。另外，通过激光所产生的生物学热效应辐射到受压迫神经周围，改善了患处的微循环，可以缓解神经症状、PLDD避免了其他盘内减压手术方法的缺点如明显的软组织损伤、广泛且长时间的护理以及较大的侵入路径。但是其高昂的治疗费用限制了其进一步的应用。PLDD的电极昂贵，并且只能一次性使用，每个电极的成本都在数千元。因此其每次的治疗费用都在7000～10000元左右。此外，对于一些中小型医院，这种治疗手段难以开展。

二、经皮射频消融髓核成形术（NP）

射频消融髓核成形术又称为低温等离子消融术，这是近两年在发展并应用于临床的一种新的治疗椎间盘突出的方法。经皮射频消融髓核成形术是应用射频电场使椎间盘组织内的离子形成等离子薄层，使其中带电离子获得足够动能，打断髓核组织的有机分子键，从而汽化部分椎间盘内致痛髓核组织，形成高效精确的汽化融切效果；其治疗过程中温度仅为40℃～70℃，能使胶原蛋白分子螺旋结构收缩，又不破坏其生物活性，使髓核体积进一步缩小，可降低椎间盘内压力，从而解除对硬膜和神经根的压迫达到治疗目的。

1. **设备与材料**　C型臂X线机、ArthroCare System2000治疗仪、颈椎专用等离子刀头，穿刺针等。

2. **适应证**

（1）颈肩痛伴有肢体放射痛典型症状。

（2）头晕、头痛、耳鸣、眩晕，排除内科相关疾病者。

（3）颈椎间盘源性的颈椎病。

3. **禁忌证**

（1）脊髓型颈椎病。

（2）合并椎管狭窄症。

（3）颈椎间盘突出呈非包容性或脱出。

（4）椎间隙明显狭窄。

（5）有颈椎骨折脱位。

（6）有心理障碍的病例。

4. 操作方法

（1）患者取仰卧位，肩部垫枕，铺无菌巾.

（2）用克氏针置于颈部皮外，C型臂X线机辅助确定目标椎间隙。

（3）取右侧前方内脏鞘和动脉鞘穿刺入路，用拇指将颈内脏鞘推移至对侧，使拇指可以直接压向椎前筋膜，保持拇指不动，1%利多卡因沿指间浸润麻醉。

（4）X线透视监测正侧位像针尖均位于椎间盘中点，拔出针芯旋入颈椎专用等离子刀头，连接ArthroCare System2000主机，将能量设为2档，踩压冷凝脚踏瞬间即松开，再踩踏消融键5秒，若患者自觉剧烈疼痛或有触电麻痹感，则立即停止操作，如无上述表现可向颈前侧微退穿刺针2mm，再进行一次消融汽化和冷凝固缩治疗。

（5）治疗完毕旋出刀头，再拔出穿刺针，穿刺点消毒粘贴敷料。术后颈托保护休息4～6周。

5. 术中注意事项

（1）穿刺要准确，应在X线监视下取相应椎间隙侧前方入路，在颈动脉鞘和内脏鞘之间刺入。

（2）穿刺前确保颈总动脉搏动在穿刺点之外，以免误穿颈部动脉。

（3）X线透视下，确保刀头位置在椎间盘中心略靠后1mm处，以免刀头贴近椎体终板或在椎间盘纤维环处而使治疗无效。

（4）手术操作中，术者要随时与患者交流术中的感觉，患者在消融过程中有轻微的肢体酸麻是正常现象，但出现剧烈疼痛或触电样麻痹感，应立即停止操作，再次确认刀头位置，以决定是否继续进行消融治疗。

6. 经皮射频消融髓核成形术的优缺点

同其他微创治疗方法相比，经皮射频消融髓核成形术在各个方面都做了一定的改进，如穿刺针的直径变小、热损伤范围变少、治疗温度低等。但是在治疗范围上依然进步不大，如对纤维环的破裂、内生的神经末梢不能直接产生作用，因此疼痛缓解可能不明显。对于突出较大、压迫较重或突出的髓核被纤维环所嵌顿，及明显中央型突出，经皮射频消融髓核成形术就很难产生作用，疗效也较差。其次，经皮射频消融髓核成形术的手术费用比较昂贵，因为其治疗电极也是一次性使用，每支电极的价格在数千元。在中小医院，该治疗方法依然难以普及。

三、经皮射频靶点热凝术

经皮射频靶点热凝术治疗是通过磁场发射出高频率射频电流，射频电流在工作电极尖端产生变化磁场，使磁场覆盖的靶点组织内分子运动摩擦生热，热凝毁损靶点区域组织。改术通过C型X光机下准确定位，数字减影下实时监测，导航系统的精确引导下直接把颈椎间盘突出部位的髓核变性、凝固；收缩减小体积，解除压迫。不伤及正常的髓核组织，同时修补了纤维环的破裂、灭活了盘内新生病变超敏的神经末梢，温热效应对损伤的纤维环、水肿的神经根、椎管内的炎性反应起到较好的治疗作用，是目前国际上比较安全、风险较低的一种颈椎病的微创治疗方法。

1. **设备与材料**　双极射频控温热凝器、射频热凝电极套管针、C型臂X线机等。

2. **适应证**　①盘源性椎间盘突出症；②颈椎病。

3. **禁忌证**　①椎间隙明显狭窄者；②合并椎管狭窄、颈椎失稳者；③突出间盘髓核钙化者；④颈椎后纵韧带骨化。

4. **操作方法**

（1）患者取仰卧位，肩部垫枕，铺无菌巾。

（2）用克氏针置于颈部皮外，C型臂X线机辅助确定目标椎间隙。

（3）取右侧前方内脏鞘和动脉鞘穿刺入路，用拇指将颈内脏鞘推移至对侧，使拇指可以直接压向椎前筋膜，保持拇指不动，1%利多卡因沿指间浸润麻醉。

（4）X线透视监测正侧位像射频热凝电极套管针均位于椎间盘中点，拔出针芯将射频电极放入穿刺针内，并通过阻抗显示功能，能精确的分辨出治疗部位是什么组织，保证治疗的安全性。用射频控温热凝器消融病变髓核。

（5）治疗完毕拔出射频热凝电极及穿刺针，对穿刺伤口进行简单处理。

（6）术后进行物理康复治疗和常规肢体锻炼。

5. 射频靶点热凝术优缺点　射频靶点热凝术直接把突出部分的髓核变性,凝固,收缩减小体积,解除压迫,很少伤及正常的髓核组织,同时直接阻断了髓核液中糖蛋白和β蛋白的释放,温热效应对损伤的纤维环神经根水肿,椎管内的炎性反应起到良好的治疗作用。射频靶点热凝治疗技术是在国内外已有的经皮椎间盘内射频热凝技术（PIRFT）基础上改进发展出来的最新椎间盘突出症射频治疗微创技术。它相对其他微创疗法有适应证宽、损伤极小、安全性更高、患者痛苦更小、治疗和住院时间更短等优势。

四、臭氧溶核术（PIMOI）

臭氧溶核术是一种微创治疗椎间盘突出症的方法,由于臭氧的强氧化特性及其具有的抗炎、镇痛的特点,它能有效地使突出的椎间盘氧化、萎缩,在目前的椎间盘微创治疗中,副作用小,是一项高效、安全的椎间盘突出的根治方法。

臭氧具有氧化髓核内的蛋白多糖,使突出的髓核回缩、神经根压迫缓解；还可拮抗炎症反应中的免疫因子释放、扩张血管、改善静脉回流、减轻神经根水肿及粘连,从而达到缓解疼痛的目的。

1. 设备与材料　CT机、C型臂X线机、臭氧发生器等。

2. 适应证　轻至中度的单纯性包容性颈椎间盘突出。

3. 禁忌证　①脊髓型颈椎病；②颈椎间盘突出物钙化、骨化；③椎管狭窄及脊髓压迫症；④严重的椎间孔狭窄造成神经根卡压。

4. 操作方法

（1）术前准备：术前肌注安定、654-2各10mg。进入手术室后开放静脉通路,术中动态多功能监护,即时监测心率、血压、心电及血氧饱和度。

（2）患者取仰卧位,行颈前入路椎间盘穿刺。CT行病变椎间隙扫描,测量穿刺点到间盘距离、进针角度及进针深度,入路避开颈部血管,在皮肤上标记穿刺进针点。常规消毒铺无菌巾,以1%利多卡因2mL局部麻醉,在C型臂X线机监视下进针,针尖位于椎间隙后1/3处。

（3）正位片显示针尖位于棘间正中线,CT扫描针尖位于间盘中央,使用臭氧发生器，抽吸50μg/mL臭氧2mL，缓慢推注，CT扫描观察臭氧在间盘分布情况，根据臭氧弥散情况决定注射量，一般盘内注射5~10mL，盘外椎间孔处注入40μg/mL臭氧5mL。

（4）退针后局部按压5min，创可贴外敷，沙袋加压1小时，平车推送安返病房，术后绝对仰卧位24小时。次日佩戴颈托下床活动，常规给予抗生素3天。

5. 臭氧溶盘术的优缺点　臭氧能通过破坏髓核基质中的蛋白多糖导致髓核失水萎缩，解除突出髓核对神经根的压迫。同时臭氧还能破坏髓核细胞，引起髓核内蛋白多糖生产和分泌减少。此外，实验还证实臭氧可促进炎症过程消散。对于术后感染的解决，由于臭氧本身有消毒作用，使感染机会大为减少。

不足之处在于臭氧治疗的适用范围较窄，一次注射不超过20mL，仅对轻度的椎间盘突出有效，而对于中重度的突出疗效不佳，也不能直接消除压迫神经的髓核组织。一次治疗效果不佳，往往需要2~5次的治疗才可以得到较满意的效果。另外注射臭氧后由于盘内压力的增加，患者可能出现症状加重。

第五节　颈椎病的药物治疗

药物治疗是颈椎病综合治疗措施中不可缺少的部分，合理的药物治疗不仅可以消炎退肿，缓解疼痛，还可以改善局部血液循环，促进损伤组织的修复，加快愈合，维持正常的新陈代谢和生理功能。

临床上采用药物治疗颈椎病时，应遵循以下原则。

1. 对症选药　针对颈椎病的发病机制，药物治疗并非治本之法，但能起到缓解症状、减轻患者痛苦，有加快局部血液循环，改善新陈代谢的作用。对于颈椎病，临床上主要选用解热镇痛、消炎消肿等药物对症治疗。对颈椎病的慢性期，因组织粘连、血液循环障碍、神经功能受损，患者主要表现为运动、感觉功能障碍，此时应以改善血液循环、维持正常生理功能的药物对症处理，多选用血管扩张剂、维生素和营养神经的药物。

需要指出的是，由于不同的药物具有不同的药理作用和副作用，在临床治疗过程中，医生必须了解每种药物的作用特点、剂量大小、给药途径、配伍禁忌及副作用、严格掌握用药指征，密切观察药后反应及时调整所用药物及剂量，才能取得满意的效果。

2. 辨证施治　中医药治疗颈椎病有较好的疗效，但由于治疗颈椎病的中药非常多，所以必须根据病情的寒热虚实，辨证施治。在治疗时必须始终遵循"寒则热之，热则寒之，虚则补之，实则泻之"的治疗原则，根据患者病情采取不同的治疗措施。

3. 中西药联合　应用西药偏重于对症治疗，在消除水肿、缓解疼痛等方面疗效迅速，但由于副作用较大，不能长期应用，疗效不易巩固，停药后病情容易反复。而中药偏重于治病求本，或标本兼治，调整全身的功能状态，提高机体的免疫功能，改善血液循环，抗炎消肿，促进损伤组织的修复；此外，中药还具有作用缓和、持久、疗效稳定，副作用小等优点。鉴于中西药各有优势，临床上在治疗颈椎病时常将二者联合应用，取长补短，往往会达到更好的治疗效果。在颈椎病的急性发作期，一般是在西药对症治疗的同时，配合中药汤剂治疗；在颈椎病的慢性期，一般是甾体类消炎药加活血止痛类的中成药治疗。

4. 个体化用药　由于患者的病程长短不一，病变部位及病变程度不同，临床表现各异，加之对药物的敏感程度也不同，因此，临床用药时必须遵循个体化用药原则，才能取得理想的治疗效果。例如，神经根型颈椎病急性发作期，有的患者出现剧烈的疼痛，宜选用镇痛作用强的布桂嗪（强痛定）肌注或口服，有的患者仅有轻微疼痛，选用解热镇痛类药物如吲哚美辛（消炎痛）、布洛芬口服即可。由于患者对止痛药的敏感程度不同，治疗时应从有效剂量开始应用，同时还须注意避免止痛药的成瘾性。

一、中药

（一）内服中药

1. 颈型颈椎病

（1）风寒痹阻

临床表现：颈项疼痛、板滞，肌肉痉挛、僵硬，转颈困难，症状常因寒冷及阴雨发生或加重，舌淡，苔白腻，脉弦或弦紧。

治则：疏风散寒，活络通经。

处方：葛根汤加减。

药物：葛根15～20g，白芍10～12g，桂枝9～10g，当归9～10g，丹参15g，麻黄6g，木瓜10g，防己15g，生姜3片，甘草3g。水煎服，一日一剂。

（2）痰瘀化火

临床表现：颈项强痛，活动不灵，颈项局部按压痛，咽喉疼痛，胸胁痞满，恶心，舌红，苔薄黄或黄腻，脉弦滑。

治则：活血化瘀，清热化痰。

处方：桃红四物汤合二陈汤加减。

药物：桃花10g，红花10g，当归10g，川芎15g，赤芍10g，陈皮9g，法半夏10g，茯苓10g，瓜蒌12g，黄芩10g，川贝母6～10g，葛根15g，丹参15g，麦冬10g，生甘草3g。水煎服，一日一剂。

2. 神经根型颈椎病

（1）气滞血瘀

临床表现：颈项肩臂疼痛、麻木，入夜加重，活动受限，压痛明显，多有颈椎感受风寒病史，舌质紫暗，脉弦紧。

治则：祛瘀通络，化瘀止痛。

处方：身痛逐瘀汤加减。

药物：当归10～12g，川芎15g，赤芍、白芍各12g，桃仁12g，红花12g，羌活12g，制没药9g，山药15g，五灵脂12g，秦艽12g，香附12g，川牛膝12g，葛根20g，炙甘草3g。水煎服，一日一剂。

（2）气虚血瘀

临床表现：颈项肩臂酸痛麻胀，以麻为主，压痛明显，伴有皮肤干燥，心烦，痞闷，面色不华，倦怠少气，舌质紫暗，脉弦细或细涩。

治则：补益气血，活血通络。

处方：补阳还五汤加减。

药物：生黄芪30g，党参12g，当归9g，生地黄、熟地黄各12g，赤芍、白芍各12g，地龙9g，川芎12g，红花9g，桃仁12g，丹参15g，防己15g，桂枝9g，葛根15g，炙甘草3g。水煎服，一日一剂。

（3）脾肾亏虚

临床表现：患侧肢体无力，上肢及手部肌肉萎缩，颈痛麻木，掣引肢臂，颈项转动不灵，伴有头昏眼花，倦怠乏力，腰膝酸软，舌质暗，脉沉细。

治则：益气养血，滋补脾肾。

处方：八珍汤合左归饮加减。

药物：炙黄芪30g，党参12g，茯苓12g，炒白术12g，当归9g，川芎12g，熟地黄12g，赤芍、白芍各12g，鹿角片10g，炙龟甲8g（先煎），炙甘草3g，山药10g，山萸肉10g，枸杞子10g。水煎服，一日一剂。

3. 脊髓型颈椎病

（1）脾虚肾亏

临床表现：下肢筋脉拘急，乏力，或如踩海绵，行动不利，容易跌跤，上肢麻木，持物易落地，颈项僵硬，转侧不利，舌淡体胖有齿痕，苔薄，脉细或细滑。

治则：补脾益气，滋肾填精。

处方：左归丸合归脾汤加减。

药物：炙黄芪30g，山萸肉12g，生地黄、熟地黄各12g，山药10g，当归10g，党参12g，炒白术10g，茯苓10g，枸杞子10g，菟丝子10g，鹿角胶12g，川牛膝12g，龟甲胶12g，炙甘草6g，葛根10g，丹参10g。水煎服，一日一剂。

（2）痰湿闭阻

临床表现：颈项强直，肢体水肿，脘腹胀满，呕恶不止，肢体僵硬，肌张力明显增高，大小便困难，舌质紫，脉弦滑。

治则：宣肺利水，化痰通腑。

处方：葶苈大枣泻肺汤合二陈汤加减。

药物：葶苈子12g，当归12g，猪苓12g，陈皮10g，半夏12g，茯苓12g，生大黄12g，元明粉10g，炒枳壳9g，生黄芪15g，党参12g，赤芍、白芍各12g，生姜3片，甘草3g。水煎服，一日一剂。

（3）肾虚痰停

临床表现：颈项强直，腰膝酸软，四肢无力，肌力、肌张力明显下降，头重欲睡，或呕恶胸闷，阳痿遗精，小便滴沥，舌淡体胖，苔薄腻，脉细滑。

治则：补肾益精，化痰通络。

处方：地黄饮子加减。

药物：炙黄芪15g，党参32g，当归9g，熟地黄12g，山萸肉12g，淫羊藿12g，肉苁蓉12g，五味子9g，石菖蒲15g，远志9g，姜半夏9g，陈皮6g，炙甘草3g。水煎服，一日一剂。

（4）脾胃虚弱

临床表现：颈项痿软、疼痛，抬头困难，肌肉萎缩，神疲，纳果，肌力、肌张力下降，大便溏薄，舌淡，脉细弱。

治则：补脾胃，益气血。

处方：人参养营汤加减。

药物：炙黄芪30g，党参15g，当归9g，生地黄、熟地黄各10g，白芍10g，茯苓12g，炒白术12g，五味子10g，山药12g，肉桂3g，远志9g，陈皮9g，生姜3片，大枣5枚，鹿角片12g，炙甘草6g。水煎服，一日一剂。

4. 椎动脉型颈椎病

（1）痰湿中阻

临床表现：颈项疼痛，眩晕呕恶，胸脘痞闷，头重如裹，四肢乏力，纳食减少，严重者昏厥猝倒不省人事，苔白腻，脉濡滑。

治则：燥湿健脾，化痰降逆。

处方：半夏白术天麻汤加减。

药物：姜半夏12g，炒白术12g，天麻12g，陈皮9g，山药12g，茯苓12g，石菖蒲12g，当归9g，川芎12g，制胆南星9g，炙甘草3g，大枣5枚。水煎服，一日一剂。

（2）痰瘀互结

临床表现：颈项、肩臂、四肢重着麻木，甚则挛缩刺痛，眩晕，头痛，时时恶心呕吐，饮食减少，心悸，体倦乏力，舌质暗或有紫斑，苔腻，脉弦细。

治则：活血理气，逐瘀化痰。

处方：血府逐瘀汤加减。

药物：当归9g，生地黄12g，赤芍、白芍各12g，丹参15～20g，桃仁9g，红花9g，川芎12g，柴胡9g，炒枳壳9g，桔梗9g，川牛膝12g，制胆南星9g，砂仁3g，炙甘草6g。水煎服，一日一剂。

（3）湿热内扰

临床表现：颈项酸楚，眩晕心悸，烦躁失眠，痰多呕恶，苔薄黄腻，脉滑数或濡数。

治则：清胆化痰，理气和胃。

处方：温胆汤加减。

药物：姜半夏9g，炒枳壳6g，竹茹12g，陈皮6g，茯苓12g，炒黄芩9g，赤芍、白芍各12g，当归9g，川芎12g，防己15g，大枣5枚，炙甘草6g。水煎服，一日一剂。

（4）气血亏虚

临床表现：颈项疼痛，头晕目眩，面色白无华，心悸气短，倦怠神疲，食少便溏，肢体麻木，舌淡红，脉沉细。

治则：益气养血，升举清阳。

处方：十全大补汤加减。

药物：炙黄芪30g，党参12g，白术10g，茯苓10g，升麻9g，葛根12g，蔓荆子12g，赤芍、白芍各12g，桂枝9g，当归9g，川芎12g，生地黄、熟地黄各12g，龙眼肉10g，防己12g，细辛6g，炙甘草6g，大枣5枚。水煎服，一日一剂。

5. 交感神经型颈椎病

（1）肝阳上亢

临床表现：颈项强痛，头痛眩晕，耳鸣目涩，多梦，阵发性面部发热，出汗，严重者昏厥猝倒，舌红，脉弦细。

治则：养阴通络，平肝潜阳。

处方：天麻钩藤饮加减。

药物：天麻12g，钩藤12g，石决明15g，当归9g，黄芩12g，川牛膝12g，杜仲12g，益母草12g，桑寄生12g，首乌藤30g，茯苓12g，生牡蛎、煅牡蛎各20g，生甘草6g。水煎服，一日一剂。

（2）血亏阳虚

临床表现：颈项疼痛，头晕耳鸣，肢体麻木，手足不温，畏寒自汗，视物模糊，神疲乏力，少言懒动，腰腿酸软，舌红苔薄，脉细。

治则：温阳益气，养血填精。

处方：八珍汤合六味地黄汤加减。

药物：炙黄芪30g，党参12g，茯苓10g，炒白术12g，当归9g，川芎12g，熟地黄12g，白芍10g，山萸肉10g，龟甲胶10g，鹿角胶10g，炙甘草6g。水煎服，一日一剂。

（3）痰湿内阻

临床表现：颈项强痛，头晕头痛，头重如裹，胃脘痞闷，恶心欲吐，身困乏力，舌苔厚腻，脉濡滑。

治则：健脾和中，祛湿化痰。

处方：香砂六君子汤加减。

药物：党参12g，炒白术12g，茯苓12g，姜半夏9g，陈皮6g，木香6g，砂仁6g，葛根12g，丹参15～20g，防己12g，当归9g，炙甘草3g。水煎服，一日一剂。

（4）胸阳痹阻

临床表现：颈项强痛，牵掣至胸背，胸闷气短，肢体沉重，肢寒畏冷，心跳减慢，舌质紫，苔白或白腻，脉结代或迟缓，或沉弦而紧。

治则：温阳散结，行气祛痰。

处方：瓜蒌薤白白酒汤加味。

药物：全瓜蒌12g，薤白12g，丹参18g，柴胡9g，川芎12g，延胡索12g，青皮、陈皮各6g，姜半夏9g，桂枝10g，当归9g，炙甘草3g。水煎服，一日一剂。

（5）气滞血瘀

临床表现：颈项强痛，牵掣肩胛、胸胁、季肋、上肢，疼痛如刺，固定不移或胀痛，痛无定处，舌暗红，苔干，脉涩滞。

治则：行气活血，通络止痛。

处方：桃红四物汤加减。

药物：柴胡9g，全瓜蒌12g，当归9g，川芎12g，赤芍10g，生地黄10g，桃仁9g，红花9g，穿山甲12g，地龙9g，丹参15g，葛根12g，香附12g，柴胡9g，生甘草6g。水煎服，一日一剂。

（二）外用中药

1. 敷擦类 主要有外敷剂、外擦剂、湿热敷和调敷剂。

（1）外敷剂：将通经活络、活血止痛的药物，放置于布袋中，制成外敷药袋，敷于患处。通过温热效应，改善局部血液循环，达到祛风散寒，温经止痛的目的。

（2）外擦剂：将药物直接涂擦或喷洒于患处，药物可直接吸收，或通过反复摩擦，促进局部血液循环，加速药物的吸收，起到活血化瘀、改善局部循环，达到抗炎消肿止痛的目的。

（3）湿热敷：将中药煎煮后的药渣装袋，趁热在颈项部进行热敷的方法。

（4）调敷剂：将中药（如生川乌、生草乌、乳香、没药、独活、红花等）研末，用酒精或食醋调后敷于患处，以加强止痛作用。

2. 膏贴类 膏贴是临床治疗寒湿痹痛的常用药物剂型。将祛风散寒除湿、养血活血通络的药物提取或煎熬去清后，加入适当的介质，涂于布或纸等材料上，贴敷于皮肤，使药物的有效成分被皮肤缓慢吸收，发挥治疗作用。常用的膏贴药有东方活血膏、麝香壮骨膏、追风膏、伤湿止痛膏、狗皮膏等。

应用膏贴药时，要注意：①辨证用药；②患者有无过敏反应，一旦局部出现过敏反应现象，应暂缓使用或弃而不用。

3. 熏蒸类

（1）中药袋熏蒸法：将红花、乳香、没药、木瓜、鸡血藤、防风、生川乌、生草乌、干姜、细辛各30g，马钱子10g等药物粉碎，装入布袋，放入锅中蒸30～60min，取出放在患处热敷，温度以患者能忍受为度，药凉后取下，1日1～2次。或将红花、乳香、没药、桃仁、川芎、当归、穿山甲（代）、伸筋草、海桐皮、桂枝、淫羊藿、黄芪等中药和细沙均匀搅拌，装入40cm×40cm大小的布袋中缝好，置于蒸笼上高温蒸热后，患者平卧，将中药沙袋平铺于患者的颈项部（温度以患者局部有热感而勿烫伤为度），外用塑料薄膜包裹，以免热气消散。每小时更换热沙袋1次，每天治疗2~4小时。

（2）中药熏洗或温泉浴

熏洗：将生川乌、生草乌、鸡血藤、马钱子、透骨草、羌活、独活、红花、五加皮、细辛各30g煎煮后，放入浴盆加热水熏洗患处，以全身出汗为宜，一日一次，每次30min。熏洗时注意：患传染病者禁用本法；高热、水肿、体弱及孕妇慎用；由于熏洗出汗较多，要多补充水分和维生素。

温泉浴：将中药当归、黄芪、红花、川芎、川乌、羌活各10g，透骨草、川牛膝、威灵仙、苏木、海桐皮各15g，白花蛇1条，加陈醋100mL，浸泡30min，文火煎30min，滤液取30mL。在38℃~40℃温泉内，浸浴30~50min，一日一次，20次为一疗程。或用药物葛根20g，丹参、威灵仙、防风、荆芥、桑枝、桂枝、五加皮、当归各30g，倒入盆中，加水3000mL，稍浸渍后煎沸15min，用毛巾蘸药水趁热洗敷颈肩部。第2天仍可用原汤加热外洗。一剂药用3天，一日二次，每次30min。药物选择上，麻木甚者，加细辛15g，川椒30g；疼痛重者，加乳香15g，白芍12g。熏洗时注意：传染病患者禁用本法；高热、水肿患者，体弱及孕妇慎用；由于熏洗出汗较多，要多补充水分和维生素。

二、西药

服用西药也是治疗颈椎病的常用方法之一。其主要作用是减轻或解除疼痛，从而使紧张或痉挛的肌肉松弛，以减轻肌肉对局部病灶处的牵拉，有利于局部损伤病灶的修复，便于对症下药，有必要掌握常用西药物：

（一）镇痛药

剧烈的疼痛不但给患者带来难以忍受的痛苦，影响睡眠和休息，甚至可造成患者某些生理功能紊乱。临床上引起颈肩痛的病因繁多，对各种不同的颈项痛应针对病因给予药物治疗，以缓解或减轻疼痛。目前在临床上常用的为非甾体消炎镇痛药，如吲哚美辛（消炎痛）、保泰松、布洛芬（芬必得）等，效果良好。但这类药物常引起胃肠道反应，对肝、肾功能也有一定的损害，故应引起注意。

1. **解热镇痛药**　解热镇痛药，除可解热、镇痛外，大多还具有抗炎、抗风湿的作用，是治疗颈椎病的常用药物。它的解热镇痛作用，只对体温升高者有解热作用，对体温正常者则发挥止痛作用。此类药物都能抑制前列腺素（PG）的生物合成。在损伤及炎症时，局部组织产生致痛物质，作用于痛觉感受器产生疼痛，而前列腺素则可使机体对致痛物质的敏感度提高，因而扩大和加重了疼痛；解热镇痛药可防止炎症时前列腺素的合成，因而有镇痛作用，特别是对外周性钝痛有效。

（1）水杨酸类

①阿司匹林：是目前首选的药物。本药有较好的止痛及缓解肌痉挛效果，可抑制关节滑膜炎症，对受伤关节软骨有保护作用，且经济，副作用小。可治疗急性风湿热、肌肉痛、头痛、神经痛，对类风湿关节炎也有消肿、止痛作用。常用片剂，剂量为0.3g、0.5g两种。用作镇痛、抗炎时每次1g，1日4次，饭后服，因肠溶片对胃肠道刺激作用小，故临床选用肠溶片。饭后服用较好。若其导致凝血障碍，可服维生素K。服药过程中如见头痛、眩晕、耳鸣等中毒反应时，应立即停药，静脉滴注碳酸氢钠，以碱化尿液，促进排出。

②水杨酸钠：作用与阿司匹林同，但对胃肠刺激较阿司匹林强，溃疡病患者慎用，片剂0.3g，每日3次，饭后服。

③抗炎松：由乙酰水杨酸和妊娠烯酮缩合而成，有抗炎、镇痛及抗风湿作用，对胃肠道有刺激，片剂，25mg，每次1~2片，每日3次，饭后服。

④贝诺酯（抗炎解热镇痛）：系阿司匹林与对乙酰氨基酚（解热镇痛）的醋化产物，服后在体内分解成上述两药，胃肠道反应较轻，片剂，0.5g，每次1~3片，每日3次。

（2）苯胺类：非那西丁和对乙酰氨基酚（解热镇痛），两者都是苯胺类的衍生物，口服后易吸收，可抑制中枢的前列腺素合成，因此有镇痛作用，但抗炎作用非常弱。服用过量对肝脏有损害，还可引起溶血，除解热镇痛尚可单独应用外，常与其他药如氨基比林配成复方用于镇痛。

（3）保泰松（吡唑酮）类

①保泰松：为非甾体类抗炎药，本品可穿透滑膜，在滑膜内浓度可达血浆

的50%，停药后可保持高浓度达3周之久，故常用于颈椎病的止痛。本品连续服用，有蓄积作用，易引起不同程度的上腹部不适、呕吐、上消化道出血和水钠潴留等副作用，故颈椎病伴有溃疡、水肿等忌用。个别患者可见皮疹、皮炎、粒细胞缺乏等过敏反应，用时也应注意。片剂，0.1g，每次1~2片，每日3次，饭后服，或与碳酸氢钠同服，以减轻刺激。

②羟基保泰松：作用与保泰松相似，胃肠道反应较轻，抗炎作用强，但仍有水钠潴留副作用及过敏反应。片剂，0.1g，每次1~2片，每日3次。

（4）灭酸类

①甲芬那酸（甲灭酸、扑湿痛）：中枢镇痛及周围抗炎作用强，前者作用比阿司匹林强，后者作用为阿司匹林的5倍，但抗风湿作用不如消炎痛。有嗜睡、恶心、腹泻等副作用，停药后即可缓解，溃疡病慎用。片剂，首次0.5g，以后每6小时0.25g，连服1周后停药。

②氯芬那酸（氯灭酸、抗风湿灵）：有消肿、解热和镇痛，抑制关节肿胀的作用。片剂0.25g，每次1~2片，每日3次，可连续服用。副作用有头痛、头晕。

③甲氯芬那酸（甲氯灭酸、抗炎酸钠）：其抗炎作用比阿司匹林、保泰松强，镇痛作用与阿司匹林相似。片剂，0.25g，每次1片，每日3次。

（5）其他非甾体类消炎药

①吲哚美辛（消炎痛）：其镇痛作用比阿司匹林强，抗炎作用是氢化可的松的2倍。对颈椎病亦有良效。副作用有胃肠道刺激、头晕、头痛、粒细胞减少及过敏性皮炎、精神障碍者、孕妇及高空作业者禁用。制剂：胶囊，25mg，每次50mg，每日3次，饭后服。

②盐酸苄达明（消炎灵、炎痛静）：镇痛、抗炎作用较消炎痛强，抗风湿作用不如消炎痛。有口渴、胃肠道刺激、头晕、失眠等副作用。片剂，25mg，每次1~2片，每日3次，饭后服，有溃疡病者禁用。

③布洛芬（芬必得）：苯丙酸的衍生物，该药有效成分进入滑膜腔，维持时间久，其抗炎、镇痛作用强，胃肠道反应少。主要用于风湿、类风湿、骨关节炎、颈椎病、肩周炎及软组织疼痛手术后的治疗。偶见服药后出现皮疹、头痛等，肝病者慎用。片剂，0.1g，每次2~4片，每日3次。

④萘普生（消痛灵）：作用与布洛芬相似，抗炎作用为保泰松的11倍，镇痛作用为阿司匹林的7倍，主要用于风湿性骨关节炎、颈椎病的治疗，片剂，0.1g，每次3片，每日3次。

⑤苯丙氨酯（强筋松）：本品结构似布洛芬，作用似保泰松，作用于脑干下部，可阻断来自异常兴奋肌肉的神经传导，有放松紧张或痉挛的肌肉和安定作用。用于急性扭伤、颈椎病肌肉痉挛，副作用有嗜睡、头晕、恶心、乏力，停药即可。片剂，0.2g，每次1~2片，1日3次。

⑥美索巴莫（舒筋灵）：与强筋松相似，是肌肉异常紧张、痉挛的松弛剂，主要用于颈椎病肌肉劳损者，副作用与强筋松同。片剂，0.25g，每次1~2片，每日3次。

⑦吡罗昔康（炎痛喜康）：用于治疗类风湿、风湿、强直性脊柱炎、颈椎病等，副作用有头痛、胃肠道刺激、胸闷等，有溃疡病者忌用。本品抑制血小板凝集，有出血倾向者忌用。片剂，20mg，每日1片，连服1~2周。

2. 抗类风湿药　上述镇痛、抗炎、抗风湿药，因其药物价廉、毒副作用小，是治疗颈椎病疼痛的首选药物。只有在使用了上述药物疼痛不能缓解和炎症不能控制时，才选用毒性较大的药物。

雷公藤：对炎症介质的产生和释放有抑制作用，对其介质产生效应有拮抗作用，可用于颈椎病的治疗。本品对肝、胃肠道、泌尿生殖系统有毒性，对骨髓有抑制作用，故勿过量久服。片剂，10mg，口服，每次2片，每日3次。

（二）激素类药

肾上腺皮质激素中的糖皮质激素有抗炎、抗风湿作用，其效特殊，能对抗各种原因所致的渗出，因而可减轻炎症症状。对于颈椎病之急性颈脊髓损伤，为减轻炎症水肿产生继发损害、颈椎病急性疼痛者可选用，但症状控制后，应改用其他类药物，用药时间不宜过长，应注意逐渐减量，并注意其副作用。对颈椎病的压痛点或局部炎症，可用激素制剂封闭为佳。

常用的激素类药物有：

1. 泼尼松　5mg/片，每次5~15mg，每日2~4次。

2. 泼尼松龙混悬液　每瓶为125mg（5mL），局部封闭用，1次0.5~1mL，每5～7天封闭1次，一般3～4次。

3. **地塞米松** 又名氟美松。口服1～2片，1日3次；注射剂2mg/支或5mg/支，肌内注射或静脉滴注5～10mg，每日1～2次。

4. **康宁克通–A** 用于肌内注射及关节腔内局部封闭。前者每日1～2次，后者每周1～2次。

5. **得宝松（复方倍他米松注射液）** 2mg/支，痛点或关节腔内注射。

（三）局部外用药

局部使用的外用药由于具有局部的消炎、止痛、活血化瘀等作用，因此对于缓解颈椎病患者的颈肩背部肌肉筋膜炎和肌肉劳损所引起的疼痛有良好的效果。研究表明，外用药能迅速渗透肌肤，穿透皮肤到达皮下3～4mm处，药力可以直达病变部位，主要作用于局部，用药量少，使用方便，对胃肠道及肝肾等内脏器官的不良反应少，因而可以较长时间的持续用药。对于颈部疼痛较严重的患者，局部外用药与其他的各种治疗方法特别是口服消炎止痛药治疗联合使用，可以减少口服消炎止痛药的不良反应，增强疗效。

一般使用外用药是哪里疼痛就往哪里贴（或擦或涂抹），如跌打损伤、肌肉酸痛、关节疼痛等，往往疼痛的部位就是局部病变、炎症所在的部位，所以在多数情况下外用药哪里疼痛就往哪里贴（或擦或涂抹）的方法是可以奏效的。但对于颈椎病来说这种简单的方法往往就不一定能完全奏效。一般来说，对于颈椎病的颈、肩、背部疼痛，用这种方法是可以的，但神经根型颈椎病引起的上肢放射性疼痛及脊髓型颈椎病引起的四肢疼痛，其病变部位并不在上肢或四肢疼痛的地方，而在颈神经根或者颈脊髓，因此简单地使用外用药往往不能奏效。一般来说，局部有压痛的部位才是有炎症病变的部位，外用药用在这个部位才能产生它应有的作用。而神经根型颈椎病，上肢放射疼痛的部位由于不是病变的部位所在，因此是不会有压痛的。如果患者把外用药用在前臂、上臂等上肢的位置，是不会有效的。同样脊髓型颈椎病四肢疼痛患者，在四肢使用外用药也是不会有效果的。简单的方法是，准备使用外用药时，应该由自己或者由家人按压一下疼痛的部位，找出是否有压痛，只有在有压痛的部位使用外用药才会有消炎、消肿、止痛的效果。同时使用外用药的时候，如果加用局部的热敷、红外线照射等，由于局部毛细血管扩张、血液循环加快，可以增加外用药的吸收，加强疗效。

目前使用的局部外用药物主要有擦剂（如双氯芬酸乳胶剂、创伤止痛乳、正骨水）、贴的膏药（如各种关节止痛膏、跌打镇痛膏、伤湿止痛膏等）及喷剂（如好得快等）等各种剂型，使用方便，患者可根据自己的情况或医生的建议正确选用。

外用药物的不良反应是可能导致局部皮肤过敏，应当注意。如果局部有皮肤破损，皮疹等情况时，一般情况不宜使用外用药，否则可能加重皮肤原有的病变。

三、药枕

药枕即是指枕头的内芯充填物为中草药。除了普通枕芯充填物所具有的质地柔软、透气性好、有一定的可塑性外，药枕尚可利用枕芯内所装的中草药，以达到预防及治疗颈椎病的目的。药枕由于是在睡眠时较长时间发挥药物作用，无损伤，不痛苦，不花费时间，因而很受人们欢迎。

药枕枕芯的充填物一般为芳香开窍、理气活血的中草药，以起到芳香开窍、清头疏风、活血理气通痹的治疗作用。一般可添加中药：通草300g，白芷100g，红花100g，菊花200g，佩兰100g，川芎100g，桂枝60g，厚朴100g，石菖蒲80g。将以上中草药混合并加工，使其软硬适度，并制成中间低、两边高的元宝形枕头。

此外，对颈椎病患者，可根据不同的症状，相应加减药物，如颈部酸困不适可加豨莶草100g，苍术60g；头晕、鼻塞者可加葛根60g，辛夷花60g；肢体麻木者可加麻黄50g，桑枝100g，防风100g，羌活100g。

经验方：薄荷、荆芥、艾叶、紫苏、白芷各50g，丁香、红花、桂枝、甘松、茯苓、防风、川芎各30g，冰片、樟脑各20g。

将冰片、樟脑包于10cm×7cm塑料布小袋中，以针刺孔，与其他粉碎后的中药一同装入纱布袋中（厚约1cm）。用木板或三合板制成高矮适当的木枕，木枕外用1.5cm厚的海绵包裹固定，海绵外罩以金丝绒布套，把装有中药粉的布袋放置在木枕上，缝合即成。

让患者取平卧位，将药枕置于颈部，有小药袋的一侧置于颈背部，每日2

次，每次1个小时，30日为1疗程，连用2个疗程。每次用药枕前后，均用双手搓、揉、抓、提后颈部3～5min。药枕能温经通络解痉、活血化瘀止痛。

四、其他辅助药物

1. 解痉止痛类药物 如氯美扎酮、巴氯芬、乙哌立松、卡马西平等，可以解除肌肉痉挛，具有辅助止痛、镇静催眠作用，有助于疼痛患者的夜间睡眠。适用于有痉挛性瘫痪的脊髓型颈椎病患者，有助于改善四肢动作不灵活症状。这类药使肌肉的痉挛得到缓解，解除了对脊髓、神经、血管的刺激。盐酸乙哌立松片就是这样的一种口服片剂，每次服50mg，每天3次。

2. 扩张血管改善血循环的药物 某些椎动脉型和脊髓型颈椎病患者可小心地使用尼莫地平、烟草酰、地巴唑等药物，可以扩张血管，改善局部微循环，以改善脊髓及脑部的供血状况，从而达到缓解症状的作用。脊髓型颈椎病患者在手术后配合使用，有助于提高手术后的疗效。改善脑部血流供应的药物。常用药物有：维脑路通片，每次0.2g，每天3次口服。维脑路通注射液，0.4g，每天1次静脉点滴。尼莫通片，每次30mg，每天3次口服。尼莫通注射液，10mg，每天1次静脉点滴。脑通片，每次10mg，每天3次口服。脑通注射液，4mg，每天1次，静脉点滴。

3. 营养及调节神经系统的药物 维生素B_1、维生素B_{12}、神经生长因子、神经妥乐平、甲钴胺、腺苷钴胺等有助于神经变性的恢复，对于神经根型颈椎病、脊髓型颈椎病及交感型颈椎病也可以有一定的辅助治疗效果。这是对任何一种类型的颈椎病都有治疗意义的药物。常见的药物有维生素B_1片，每次10mg，每天3次，以及其他复合维生素。

4. 镇静剂 镇静剂能减轻神经的兴奋性，也能使肌肉的紧张得到缓解，适于精神兴奋、紧张、激动的患者。一般常用安定2.5～5.0mg，睡前口服，或佳静安定0.8mg，睡前口服，也可用健脑安神的中成药。

5. 减缓颈椎病、骨质增生的药物

（1）硫酸软骨素A：又名康德灵，为一酸性黏多糖。该药能改善血液循环，促进新陈代谢，扩张末梢血管，并通过抑制胆碱酸的酸性化来调节血液的胶体状态，对软骨病变的修复和早期骨刺的吸收有积极作用。该药为动物结缔组织和软骨制品，对胃肠道无刺激作用。它除了可有效地治疗颈椎病外，对其他各种骨关节退行性改变均有较好的疗效。硫酸软骨素A为口服片剂，每片含硫酸软骨素A0.12g，每日3次，每次8～10片，连续服用1个月。

（2）复方软骨素片：又名复方康德灵，在硫酸软骨素A的基础上添加了制附子、白芍、甘草等有助于活血化瘀的药物。经一些医院多年使用，其效果较硫酸素撬蚝更佳。

（3）丹参片（包括复方丹参片）：有促使细小血管扩张、促进组织修复及抗炎作用，有利于颈椎病的减缓、好转。一般与硫酸软骨素A合用。每日3次，每次2～3片；与硫酸软骨素A合用时，30～40日为1个疗程。

（4）维生素E：通过其抗氧化作用影响肌肉、骨骼的代谢过程。适用于肌肉萎缩的神经根型或脊髓型颈椎病。每日口服300mg，每日1次或3次均可。

（5）其他：对于急性期或疼痛症状明显者，可用止痛、镇静类药物，如消炎痛、扑炎痛、抗炎灵、强筋松等。对于因疼痛难以入睡者，可服用安定等药物。有麻木症状的神经根型及脊髓型患者，可选择维生素B_1、维生素B_{12}和三磷酸腺苷等营养神经的药物辅助治疗。一般来说，颈椎病的药物治疗往往是作为其他治，如牵引、推拿、理疗等的辅助疗法。

第六节　颈椎病的推拿治疗

推拿治疗是颈椎病治疗的重要手段之一，是以颈椎骨关节的解剖及生物力学原理为治疗基础，针对其病理改变，对脊椎及脊椎小关节实施推动、牵拉、旋转等手法的被动活动治疗，以调整脊椎的解剖及生物力学关系，同时对脊椎相关肌肉、软组织进行松解、理顺，达到改善关节功能、缓解痉挛、减轻疼痛的目的。

一、治疗作用与适应证

中医学认为颈椎病是因为颈项长期劳累，气血失和，加上外感风寒、阻滞经络所致，推拿治疗可以调和气血，疏风散寒，舒筋通络，从而达到解痉止痛的作用。推拿疗法对颈椎病是一种较为有效的治疗措施。其对颈椎病有如下作用：

1. 疏通脉络，止痛止麻。

2. 加宽椎间隙，扩大椎间孔，整复椎体滑脱，解除神经压迫。

3. 松解神经根及软组织粘连，缓解症状。

4. 缓解肌肉紧张，恢复颈椎活动。

5. 整复错位颈椎。

6. 对瘫痪肢体进行推拿，可以减轻肌肉萎缩，防止关节僵直和关节畸形。

推拿适用于除了严重颈脊髓受压的脊髓型以外的所有各型颈椎病。

二、禁忌证

1. 颈椎骨质破坏性疾病，如颈椎肿瘤、结核、骨质疏松症等疾病，这些疾病由于骨质破坏，在实施推拿的扳提、旋转等治疗手法时极易造成病理性骨折，如为恶性肿瘤，还可造成癌细胞的扩散、转移，加重病情。

2. 颈椎增生者，如颈椎神经、血管附近有尖锐的骨质增生者。

3. 出血性疾病，如脑及蛛网膜下隙出血患者。

4. 颈项部皮肤破损、水火烫伤、湿疹、癣、脓肿等病患者。

5. 饮酒后神志不清者。

6. 其他，如剧烈运动后、极度劳累、虚弱以及饥饿状态，均不宜行颈椎推拿手法，以防发生晕厥。

三、推拿手法的治疗原则

1. 可以根据病情和部位选用不同推拿手法。①以病选择，如脊髓型、交感神经型颈椎病选择压力轻、手法柔和的揉法、摩法等，对椎动脉型颈椎病和颈椎错位者常用扳法、拔伸法等，神经根型颈椎病宜用拔伸法、理筋法等。②以部选择，颈项位于头下肩上，肌肉较丰满，故可运用接触面大、刺激略强的滚法、掌按法；颈项经筋肌肉紧张发硬，宜用弹拨、指揉等法；颈项穴位可用点、按、指压等法。临床具体治疗中，还可根据医者的实践经验和习惯选择手法。

2. 手法的着力方向要明确、大小要适宜、作用点要准。施力方向多以纵向力为主，横向施力要非常谨慎、轻柔、有度。

3. 施用手法之前必须认真阅读影像学资料，实施手法过程中也必须参阅影像学资料。做到心中有数、手摸心会，精准把握、谨防失手。

四、手法力量

手法力量即手法的刺激强度。此常与手法压力、施术部位、病种、受力面积、用力方法、操作持续时间等有关。一般刺激强度与手法压力、操作持续时间的长短成正比关系，与受力面积成反比关系；施术部位敏感者，肌肉发达处，一般手法力量可接受，而肌肉浅薄者，用同样的刺激量就难以忍受；对颈项部急性软组织损伤者，用较轻的手法即可治疗，而颈肌劳损、陈旧伤、颈椎骨质增生用同样手法力量就显得小了一些；一般快速冲击式手法的刺激量远大于缓慢刺激量。临床应据实际病情、病位等综合因素把握适宜的手法力量。

五、手法顺序、时间与疗程

对于颈椎病而言，宜先做放松，再行复位、理筋等手法，力量由轻渐重，颈部活动范围由小到大。每次手法治疗的时间一般为20分钟左右，一日1次或隔日1次，疗程随病情而定，如果颈椎错位，手法理想，则一次而愈，如属颈椎曲度变直或反屈成角，伴有骨质增生者，则需按疗程进行治疗，一般7～10次为1个疗程，两个疗程之间休息3～5天，据病情需要可行下一个疗程。

六、推拿操作程序

颈椎病的推拿手法应刚柔结合，切忌粗暴。推拿治疗由三部分组成：一是松解，二是调整，三是整理。常用程序如下。

在颈背部反复做掌揉、滚法和一指禅推法，然后在颈肩部的督脉、手三阳经的部分腧穴如风池、风府、肩内俞、肩井、天宗、缺盆等穴做点、压或拿法，再在斜方肌与肩胛提肌处行弹拨法。若为神经根型，手法治疗应包括肩、肘、手的主要穴位；若为椎动脉型，应包括头面部的百会、太阳等穴位。接着用旋扳手法。最后以抹法、叩击、拍法结束。

施行旋扳手法时，先嘱患者向一侧旋转颈部，施术者两手分别置于患者的下枕部和枕后部顺势同时稍用力旋转头颈。此时必须注意：①旋转角度不可过大。②不可片面追求旋颈时可能发出的"咔嗒"声。③脊髓型及椎动脉型颈椎病不做旋扳手法。

旋转复位手法应用于颈椎小关节紊乱、颈椎半脱位等疾患，临床上发现有棘突偏歪，X线片上见有双凸、双凹、双边等脊柱旋转表现的病例。医生立于患者后方，以左手握住装有橡皮头之"T"形叩诊锤的交接部，锤柄向左后方，锤之一端斜置于患颈棘突之右侧，尖端指向右前方。医生拇指把住锤之另一端，令患者屈颈并向后靠于医生的胸腹部，放松颈部肌肉，医生右手掌置于患者左侧下颌角部用力将其头部向左侧旋转，同时利用左拇指及身体的力量推动叩诊锤将患颈棘突推向左侧。在旋转过程中，一般可以听到清脆的响声，此时再查看棘突偏歪现象已消失，表明棘突偏歪已得矫正，而患者即感症状已好转。旋转完毕后，按揉两侧颈项肌，并点揉双侧风池穴。若偏歪棘突已被矫正，患者仍有部分症状，可加用左右被动旋转头颈部及作左右两侧屈颈手法，往往可获症状的进一步改善。

七、颈椎病分型推拿治疗要点

1. **颈型** 以松解颈部紧张肌群和拔伸整复颈椎小关节为主，配合相应的功能锻炼。

2. **神经根型** 手法放松出现神经放射性疼痛路线上的经筋组织；拔伸整复颈椎使神经根减压，消除神经痛。

3. **脊髓型** 以放松局部肌肉与特殊的颈椎整复手法相结合，使脊髓减压，改善下肢肌痉挛状态。

4. **椎动脉型** 拔伸整复颈椎，解除椎动脉扭曲，放松患者两颞部及前额，以减轻或消除头面部症状。

5. **交感神经型** 拔伸整复颈椎，缓解对交感神经的刺激，放松颈前气管两侧痉挛肌群。风池、风府、肩井、天宗、曲池、手三里、合谷等穴，以及颈、肩、背、和患侧上肢部。

八、注意事项

应特别强调的是，颈椎病的手法治疗必须由训练有素的专业医务人员进行。手法治疗宜根据个体情况适当控制力度，尽量柔和，切忌暴力。难以除外椎管内肿瘤等病变者、椎管发育性狭窄者、有脊髓受压症状者、椎体及附件有骨性破坏者、后纵韧带骨化或颈椎畸形者咽、喉、颈、枕部有急性炎症者，有明显神经官能症者，以及诊断不明的情况下，慎用或禁止使用任何推拿和正骨手法。

第七节　传统牵引疗法

牵引疗法适用于各型颈椎病，尤其是对早期病例及神经根型颈椎病有更好疗效。对病程较长的脊髓型颈椎病进行颈牵引，有时可使症状加重，故较少应用。牵引疗法是非手术方法中治疗颈椎病的一种疗法，主要是利用力学中作用力与反作用力的原理，通过向相反的方向来牵引以达到治疗目的。

一、适应证与禁忌证

1. 适应证

（1）颈椎骨质增生或颈椎病患者，出现明显颈部及上肢放射痛的症状和体征。

（2）影像学检查有颈椎生理曲度变直或椎间隙变窄。

（3）部分高龄或不适合手术治疗的颈椎病患者。

2. 禁忌证

（1）年迈体弱、全身状态不佳者：此类患者在牵引时易于发生意外，宜慎用。对年龄超过50岁，病程较久的脊髓型颈椎病患者，使用牵引疗法可能会加重病情，故不宜使用。

（2）颈椎骨质有破坏者：为防止发生意外，此类病例应于牵引前常规拍摄颈椎正、侧位X线片，以排除结核、肿瘤等骨质破坏和骨质疏松症的患者。

（3）颈椎骨折脱位者：颈椎牵引易引起颈椎骨折脱位或加重，因颈椎骨折脱位引起的瘫痪，禁用。

（4）拟施行手术者：此类病例多伴有明显的致压物，不仅在牵引过程中可能发生意外，且大重量牵引后易引起颈椎椎旁肌群及韧带的松弛，以致在手术后造成内固定物或植入骨块的滑出。

（5）枕-颈或寰-枢椎不稳者：牵引疗法虽然有效，如使用不当易引起致命后果，临床经验不足者慎用。

（6）炎症：全身急性炎症或伴有咽喉部各种炎症的患者慎用。因为此时寰-枢椎处于失稳状态。

（7）其他：凡牵引后有可能加重症状者，如落枕、颈部扭伤、心血管疾患及精神不正常者慎用，以防病情加重或发生意外。

颈椎病患者选择牵引疗法必须咨询专科医生，不可自己随意决定。

二、颈椎牵引的作用机制

1. 对头颈部的制动与固定。限制颈椎活动，颈部组织得到固定及休息，有利于组织充血、水肿的消退和吸收。

2. 解除颈部肌肉痉挛，减轻局部的炎性反应，缓解疼痛。

3. 使椎间隙及椎间孔增大，解除对神经根、椎动脉、脊髓等的压迫，因椎间孔狭窄压缩刺激神经根而引起的上肢或头部的放射痛可得到减轻，粘连之关节囊及神经根可被松解。

4. 使扭曲于横突孔间的椎动脉得以伸张。

5. 使颈椎后关节嵌顿的滑膜复位。

6. 恢复颈椎椎间关节的正常位置。在病变情况下，患部关节可出现旋转、扭曲、梯形变等各种位置改变，通过牵引，置头颈部于正常生理曲线状态，可使颈椎的曲线恢复正常。

7. 减轻局部的炎性反应。由于增生骨刺对周围组织的刺激压迫，可在局部产生水肿、充血、渗出等，产生疼痛症状，通过牵引所产生的固定与制动可缓冲椎间盘组织向周缘的压力，并有利于已经向外突出的纤维环组织消肿，从而缓解症状。

8. 有利于突出物的还纳。牵引下原来松弛的后纵韧带被牵拉而紧张，这亦有利于突出的颈椎间盘还纳，对颈椎盘突出症可起到"复位"的作用。曾有人根据牵引疗法前后X线平片对比，证明牵引后每一椎间隙可增宽2.5~5mm。同时牵引降低了椎间盘内压使椎间盘内产生负压，后纵韧带张力增强，使早期、轻型患者在突出物尚未与周围组织形成粘连时，在后纵韧带的作用下全部回纳或部分回纳，解除对神经根或椎动脉的压迫和刺激。随着椎间关节的牵开，两侧狭窄的椎间孔和嵌顿的小关节滑膜也可被牵开，缓解了对神经根等组织的压迫与刺激，同时牵引的固定制动作用限制了颈椎活动，减少了因活动所造成的刺激或摩擦，有利于神经根及周围软组织局部炎性水肿、充血、渗出的吸收与消退，亦必然减轻了突出的程度，进一步减轻了对神经根的刺激，使临床症状得到改善。

三、牵引方法

1. **分类** 牵引方法较多，包括皮肤牵引、骨牵引、支具牵引及兜带牵引等。

（1）按牵引体位分类：大致分为三种方式，即坐式牵引、卧式牵引和携带式牵引。从生物力学的角度看，卧式牵引效果较好。

①坐式牵引：患者坐在凳子上，用四头带固定住下颌及枕部，向上垂直牵引，以体重为反牵引力，重量可达2~8kg，每次半小时，每日1~2次，视患者的反应而增加或减少牵引时间及重量，15天为1个疗程，适用于症状较轻的患者，并适合于工作间隙时进行。

②卧式牵引：患者仰卧于床上，头部、床脚抬高，用四头带与身体纵轴30°角方向牵引。重量为3kg，每牵引2小时，休息1小时，可1日多次。此牵引法优点是患者可以充分休息，可以在睡眠时牵引，适用于症状严重影响生活和工作者。牵引主要适用于神经根型颈椎病患者。脊髓型、交感型、椎动脉型颈椎病不适合牵引。

③携带式牵引：利用患者双肩做对抗牵引。用一个拱形架，下方用肩托支住两肩，此架两侧是可以螺旋升降的支柱，有调节螺丝可以调节高低，也就是调节

牵引力，枕颈带固定在拱架顶部，自己调节好牵引力，感到下颈部不痛，颈部舒适即可。其优点是患者可以坐，也可走动。缺点是两肩施加压力，部分患者感觉不适。

④自我牵引疗法：自我牵引疗法是一项十分简单而又可立即见效的方法，尤其是在外出及工作中，如突然感到颈部酸痛或肩背部及上肢有放射痛时可立即采用如下方法：双手十指交叉合拢，将其举过头顶，置于枕颈部，之后将头后仰，双手逐渐用力向头顶方向持续牵引5～10秒，如此连续3～4次，即可起到缓解椎间隙内压力的作用。此种疗法的原理是利用双手向上牵引之力，使椎间隙牵开，这样既可使后突之髓核有可能稍许还纳，也可以改变椎间关节之列线，而起到缓解症状的作用。但本法对于椎管狭窄，尤其是伴有黄韧带肥厚者不适用，因其可加剧黄韧带突向椎管内的程度而使症状加重。

（2）按牵引时间分类

①间断性牵引：即每日定时牵引一段时间，除可在家庭及工作单位进行外，多在医院门诊部或理疗科进行，尤其是采取电动牵引床架者。适用于轻型病例，每次牵引时间从数分钟到数小时不等，视病情及工作生活情况而定。

②持续性牵引：每日24小时除吃饭及大小便外均进行牵引。其疗效较佳，可用于各型颈椎病。

③半持续性牵引：其牵引持续时间介于前两者之间，方式有：业余持续牵引，即利用工余时间，包括晚上持续牵引；定期持续牵引，即在病休或半休状态下进行较长时间的持续牵引，一般多在白日进行，晚上睡眠时解除。

（3）按牵引重量分类

①轻重量牵引：即用1.0～2.0kg重量牵引，多用于需较长时间牵引者，其重量虽轻，但可起到滴水穿石之功效。在临床上适用范围较广。

②半体重量牵引：即采用体重1/2的重量行短暂的牵引，约在数分钟内完成，每次持续15～30秒，连续3次，每次间隔1～2min。仅适用于诊断明确的急性颈椎间盘突出症者，对年迈体弱者不宜选择。

③大重量牵引：介于前两者之间。一般多采用体重1/13～1/10的重量。此方式更多用于颈椎骨折脱位病例。

（4）按牵引方式分类

①四头带牵引：又称之为Glisson带，是最常用的简便有效方式。

②头颅牵引弓牵引：即通过对颅骨外板钻孔的骨骼牵引，主要用于颈椎骨折脱位及伴有颈椎严重不稳的颈椎病患者。牵引效果确实、安全，且便于护理。

③充气式支架牵引：利用牵引支架上气囊充气而获得牵引，但气囊因体位影响而不恒定，以致影响牵引效果，适用于一般轻型颈椎病患者。

④机械牵引装置：分为手摇式及电动式，但均需借助四头带固定头颈部完成。虽操作方便，但牵引力的多少不易掌握，因此难以普及。

2. 牵引角度

过去多数人采用垂直牵引，往往得不到良好的治疗效果。经验表明，牵引角度在牵引治疗中起极重要的作用。不适当的牵引角度不但不能达到治疗目的，反而会造成病情加重。根据生物力学，通过光弹子试验颈椎应力的分布证明：牵引角度不同，最大应力位置不一样，其病理情况和生理情况亦不相同。如颈椎生理曲度消失时，牵引角度前屈5°，最大应力在C_5、C_6；而当颈椎呈生理曲度时，其最大应力则在C_4、C_5，牵引角度为0°；病变在C_5、C_6，牵引角度为前屈5°~10°；病变在C_6、C_7，牵引角度为前屈15°；病变在C_7~T_1，牵引角度为前屈20°~30°；病变在上颈椎，牵引角度多为后伸5°~20°。颈椎病一般不仅仅累及1~2个椎体，而是多个椎体受累，因此多选择前屈5°~15°。临床上还要注意根据患者的感觉，颈椎有无侧屈、旋转，来调整各方向的角度。

3. 牵引用具

（1）牵引带：用透气的全棉薄帆布或厚棉布制成，一般分大、中、小三种规格。在各大城市医药公司或医疗用品商店多有成品出售，如购置困难可自行缝制。请注意切勿选用透气性不良的人造纤维作为牵引带的材料。

（2）牵引弓：似一般水桶上方之铁弓样，其间距分为30cm、35cm、40cm三种规格，一般用高强度合成材料，或是以粗铁丝弯折而成。中央有一向上凸突，用以绑缚牵引绳，两端为钩状以固定及挂住牵引带，必要时亦可用竹条代替。

（3）牵引绳：应选用专门用作牵引的蜡绳，因其表面经过上蜡处理后十分光滑，从而使其通过滑车的阻力降低至最小限度。

（4）滑车及其固定装置：宜选用小巧灵活，一端带有固定用螺丝钉的医用滑车。将其固定于丁字形木架上，或是根据房间情况固定于门、窗或墙壁上。

（5）牵引重量：标准的铁制重量锤当然较为方便，但在一般家庭及办公室内亦不妨就地取材，可用沙袋、水袋、米袋、砖头或其他小重量的物品代用，其实际重量要符合牵引要求，一般1.0～1.5kg即可，不宜超过2.0kg。

四、注意事项

1. 少数人可有头胀、头晕症状，多系牵引角度不当所致，适当调整牵引角度，上述症状即可缓解。

2. 掌握好牵引力，从小重量开始，多能避免颈背疼痛疲劳感。

3. 对重度椎管狭窄，牵引时可出现下肢症状，如果调整牵引力量和角度后仍未改善，可终止牵引。

4. 年迈、反应迟钝、呼吸功能不全及全身状态虚弱患者睡眠时不可牵引，以防引起呼吸道堵塞或颈动脉窦反射性心跳停止。

5. 饮食不宜过饱，因在饱腹下牵引，不仅不利于消化，且在饱腹状态下影响呼吸及心血管功能。

第八节　颈椎病的日常预防

颈椎病有多种危害，其发病特点是易患难愈，不仅影响颈部神经根、血管、脊髓，而且常常累及脑血管、心血管、眼、耳、鼻、口腔、胃肠道等组织器官（可称为"脊柱相关性疾病"）。据有关资料表明，颈椎病患病率已超过腰腿痛，成为骨伤科临床工作中的常见病、多发病。

现代科学技术特别是互联网技术的发展日新月异，极大地甚至于常是迅雷不及掩耳之势、颠覆性地改变着人类的生活方式与工作方式，其势如暴风骤雨，波澜壮阔、锐不可当。

这来势凶猛的趋势，使人们产生错觉：误认为颈椎病是在劫难逃、不可避免的了。

NO！都是可以预防的。颈椎的健康同其他方面的健康一样，关键在于有心，然后需要科学方法作指导，再就是必须亲力亲为、持之以恒、坚持不懈，不能代替或不劳而获。

要把预防保健作为一种"生活方式"，融入日常生活与日常工作过程中去，使二者融合。

积极地防治颈椎病，有效地控制颈椎病的发病，是最高明的策略。不仅可以减轻患者痛苦，也能够为患者家庭减轻很大的精神、经济压力，优化社会医疗资源得到优化分配。导致颈椎发生退变的病理基础是一个慢性退变过程，在这一过程中，如能积极采取预防措施，消除日常生活中由不良习惯导致的病理隐患或控制其进一步发展，就可以有效预防颈椎病。

一、日常休息中颈椎的养护

1. **枕头的选择**　颈椎生理曲度的改变是造成颈椎病的原因之一。人在熟睡后，颈肩部肌肉完全放松，只靠椎间韧带和关节囊的弹性来维持椎间结构的正常关系。如果长期用高度不合适的枕头，使颈椎某处屈曲过度，就会将此处的韧带、关节囊拉长并损伤，造成颈椎失稳，发生关节错位，进而发展成颈椎病。人的一生中有1/3时间在睡眠中度过，枕头可以说是相伴时间最长的一个伙伴。选用合适的枕头不仅能够保障高质量睡眠，而且关乎人生2/3时间工作、学习、生活的质量。

（1）选外形：一个理想的枕头，最基本的要求是使枕头能够紧密适合颈椎的生理曲度，使工作学习生活一天的人们，在睡眠之中解除颈椎肌肉、韧带的疲劳。传统的枕头，将头枕在枕头的最高处，颈椎悬空，颈椎形成过度屈曲，颈部周围肌肉、韧带关节囊处于紧张状态，椎动脉的通畅受阻，便会出现睡醒后颈项僵直，头晕乏力的现象。根据人体工学，枕头的外形，以中间低、前端高的外形以适合颈椎生理曲度。这种枕头可利用前部凸出部位来维持颈椎的生理曲度，同时枕头的位置要放置适当，仰卧时枕头最高点（支点）应在颈后正中间（相当于第4颈椎处），使枕、颈部同时贴枕头，以衬托颈曲，保持颈部的生理曲度，稳定颈椎。侧卧时使枕头的支点位于颈部侧方的中央，头部要略低一点，使患者感觉舒适，容易入睡。

（2）选高度：枕头的主要作用是维持人体正常的生理曲线，保证人体在睡眠时颈部的生理弧度不变形。若枕头太高，会使颈部压力过大，过高的枕头会造成颈椎前倾，颈椎的某部分受压过大，破坏颈椎正常的生理前曲角度，压迫颈神经及椎动脉，引起颈部酸痛、头部缺氧、头痛、头晕、耳鸣及失眠等脑神经衰弱的情形，并容易发生骨质增生；若枕头太低，颈部不仅无法放松，反而会破坏颈椎正常的弧度，容易引起供血不均衡，造成鼻黏膜充血肿胀，而鼻黏膜很敏感，一肿胀便会影响呼吸，如果颈部与肩部在一觉醒来后出现酸痛的现象，那也可能是枕头太低或不用枕头造成的。所以枕头太高或太低，都会使颈椎曲度过伸或过屈，即使在睡眠状态中，颈椎周围的肌肉也是处于紧张疲劳状态，这就使很多人在睡眠后，并没有得到充沛的精力，醒来后，头晕、乏力，颈项僵直。

枕头选择高度应该注意的原则：不包括弹性膨起的部分，扶托颈椎处，在人仰卧时与其人的拳头等高，这一高度能使后脑部分与床面微微离开，在颈椎得到合理扶托的同时，由于头部的重力颈椎也能获得适当的牵引效果；侧卧时，枕的高度应为一侧肩膀的宽度，使得颈椎与胸椎、腰椎在同一水平。这两种不同的高度可确保在仰卧及侧卧位颈椎的正常曲度。因此，一般来说成人枕高以5～10cm为宜，具体尺寸还要因每个人的生理特点而定。

（3）选材质：枕头的硬度要适中，过硬，会使头部肌肉紧张，并严重影响全身肌肉的放松；枕头的长度正常情况下最好比肩膀要宽一些。不要睡太小的枕头，造成一翻身，枕头就无法支撑颈部的情况，另外过小的枕头还会影响睡眠时的安全感；枕芯要有柔软感和较好的弹性、透气性、防潮性、吸湿性等特性。枕芯的原料很多，但以松软、可调节高度为原则。常用的有荞麦皮、谷子皮、蒲绒和绿豆皮等。其共同特点是松软，透气性能好，可塑性强，不易被压实，有利于入睡和肌肉放松。同时枕头的布料要柔软，枕头的布料以棉布最优。设计枕芯、枕套两层。用来装原料的芯不要完全缝死，一头可用结实的绳类扎紧，以便枕头使用过久，所要求的高度达不到时，更换或重新添装原料。需注意的是，枕芯使用的布料要严密，防止细碎的内容物漏出。

复合型高密度聚醚型聚氨酯是由美国太空总署为化解宇航员身上的压力而研发的，随后逐步运用在各项医疗、民用产品之上，特别是这种材料制作的枕头，具有一种开放式黏弹性，可随头颈位置的改变，自动发生形变，随时保持与颈部紧密结合的位置，特别是能固定头部，不让头滑落造成"落枕"，非常适用于颈椎病的预防用枕。

2. 床的选择　各种床铺各有其优缺点，而且与个人居住地、气候、生活习惯、经济状况有关。但单从颈椎病的预防角度说，应该选择有利于病情稳定，有利于保持脊柱平衡的床铺为佳。因此，选择床垫时选有弹性的席梦思床垫为好。它可以随着脊柱的生理曲线变化起调节作用。

3. 正确的睡眠体位　一个良好的睡眠体位，既要维持整个脊柱的生理曲度，又应使患者感到舒适，方可达到使全身肌肉松弛。生活中常见的不良睡眠姿势主要有以下几种。

（1）俯卧睡眠：俯卧睡眠时鼻子向下，呼吸不够顺畅，只能侧着颈部俯卧而睡，这样就极易发生$C_{1\sim4}$扭伤、错位，颈椎侧弯等现象。

（2）身体扭曲睡眠：人体上下两段呈麻花状扭曲睡眠，脊柱失去垂直向下的平衡，导致颈肌、韧带慢性损伤而发生颈椎病。

（3）侧卧屈颈屈腰睡眠：此睡姿加大了颈椎、腰椎的曲度而极易发生颈椎病。

（4）固定一侧睡眠：有的人喜欢固定一侧卧位睡眠，例如：带孩子的女性总是爱面朝向孩子睡眠。若是一直左侧卧位睡眠，可增加心脏负荷，使心脏收缩受限，不利于心脏的功能正常运行。久而久之还会导致脊柱侧弯而发生颈椎病。

（5）仰卧扭头睡眠：此姿势易导致颈肌及颈项韧带损伤而发生急性颈椎错位或慢性劳损。

（6）头靠床头看书看报：有些人喜欢半卧位躺在床上，头靠在床头看书、看报，久而久之，这一体位增加了颈背部的屈曲度，损伤了颈椎乃至整个脊柱的正常力学平衡，而导致颈椎病的发生，或者直接使颈椎发生错位。

良好睡眠体位要求应该使胸部、腰部保持自然曲度，双髋部及双膝呈屈曲状，此时全身肌肉即可放松，这样，最好采取侧卧交替睡眠或仰卧睡眠。若长期取一侧卧位，使颈椎侧弯，侧方受力失衡，久之亦会损害健康。因此，对于侧位睡姿，宜提倡经常改变侧卧方向为佳。仰卧位时头部应摆正，颈部不可扭曲，双下肢自然伸直放松。千万不能让网上传的"葛优躺"成为习惯，那种姿势与习惯对颈椎和腰椎都是严重损害。

4. 避免冷风直吹颈部　冷风直吹颈部会导致颈部温度下降，血遇寒则凝滞，寒主收引，经脉收缩变细，影响组织的营养供应，若寒邪侵犯到经脉之中，会使气血阻滞不通，这样会造成肌肉紧张。如此恶性循环，肌肉紧张压迫通过颈部的血管神经从而影响头与躯干之间的气血循行。因此要避免冷风直吹颈部，特别是出汗后颈部尤其不能直吹冷风，以预防颈椎病的发生。

二、日常活动中颈椎的养护

1. 纠正不良的活动姿势　颈部的不良姿势会导致颈椎间盘压力的增加，致使小关节紊乱，韧带疲劳，肌肉紧张，颈椎移位，颈椎失稳等结果的发生。因此在日常的活动中要及时纠正不良的颈部姿势。

（1）生活姿势：颈椎要经常负重头颅，从生物力学的角度来研究，颈椎合理的倾斜度会减少和减低颈椎间盘的压力。当颈椎的倾斜度越大时，颈椎间盘失稳的压应力就会越大，很容易发生椎间盘的退变。因此，在日常生活中，要避免长时间持续（"持续"是关键词）地低头活动如打牌、侧头看电视等不良身体姿势。因此在打牌时，要注意经常调整身体的姿势，适当进行一些颈椎的活动，以此缓解长时间的固定姿势所产生的疲劳；看电视时，最好不要依靠在沙发上，或半躺半靠在床上，同时，电视的位置应放置高度适宜，仰头看电视容易使颈部肌肉产生疲劳，因此电视的高度最好与眼睛保持在同一水平位置，观看的距离也不能太近，否则会使颈椎曲度发生改变，颈背部肌肉紧张。

（2）工作姿势：在工作中应避免过度屈颈和过度仰头部或过度侧弯颈部，经常持续（"持续"是关键词）颈部过屈、后仰、侧弯会引起颈部肌肉韧带劳损，颈肌痉挛紧张，同时也会使椎间盘压力增高，导致髓核后凸或者颈椎骨关节错缝而发生颈椎病。

对于办公室的工作人员来说，为预防颈椎病的发生，在工作时应尽可能保持自然的端正坐姿，调节桌椅之间的高度比例，以保证头、颈、肩、胸维持在正常的生理曲线，也可以调整工作台的倾斜度，一般可以倾斜10°~30°。前倾的姿势会使得头部对颈椎的负担最大，因此上班族应尽量采用微微向后倾，靠在座椅靠背上的姿势进行工作，其间可穿插采用腰部坐直的姿势，但不可采用向腰部前倾的姿势进行工作；一定要杜绝长时间低头伏案工作，在使用电脑时，电脑屏幕应摆放在平行或微低于视线的位置，特别是使用笔记本电脑的工作人员，应尽量垫高笔记本，以抬高显示器，减少颈椎病的发病概率；同时外接台式机键盘，减小笔记本抬高后对手腕的劳损，这样也可获得眼睛与屏幕间更大的间距，保护视力；键盘过高或过低都容易导致肩颈肌肉疲劳，因此手臂应当自然下垂，放置在座椅扶手上。

对于职业需要头颈部经常向一个方向旋转或者相对固定的工作人员，应当在工作1~2小时后，有目的地让头颈部向相反方向运动。运动时动作宜缓慢、轻柔、重复多次，达到该方向的最大运动范休息间歇，可以保持腰部以及颈部的端正，并向远方进行眺望，同时根据自身的条件以及工作的环境选择一些预防颈椎病的医疗体育锻炼方式，进行头颈部的活动，以消除疲劳，防止劳损。此方法可以减低或预防因姿势不正确而导致的颈椎病。

2. 避免颈部外伤　临床研究表明，颈椎病患者中大概50%与头颈部的创伤有直接的关系。因此外伤与颈椎病的发生发展关系也十分的密切。必须注意工作的安全性，要尽量设法避免各种工作外伤以及生活意外（如最常见的颈椎过快过大幅度的"甩鞭伤"）、交通事故的发生。在外伤发生后，应避免颈部的再损伤。例如从高处坠落头部着地后而发生颈椎骨折或脱位但不伴有瘫痪者，应避免救护人员因缺乏救护知识，强力拉拖患者，而造成人为的损伤。能够引起颈部外伤的原因很多，当发生损伤时，应及时到医院进行早期诊断和正确的治疗。

3. 加强颈部功能锻炼　注意营养，增强体质，保温防湿，劳逸结合，是防止发生颈椎病的很重要的措施。但颈椎病的发生不是单一因素的作用，只有平时注意预防并加强颈部功能的锻炼，增强身体素质，才会减少颈椎病的发生。在工作间隙或休息时，应坚持做预防颈椎病的保健体操，或做头部以及双上肢的前屈、后伸以及旋转运动，既可以缓解颈部肌肉的疲劳又可以使颈部肌肉发达，韧带增强，从而有利于颈段脊柱的稳定性，并且增强颈肩部顺应颈部突然变化的能力。

下面介绍一种简便实用的判断和纠正颈椎早期或轻度生理弧度异常的方法

当你早上起床后感到颈部僵硬、酸痛不适时，可能是颈椎生理弧度发生了异常。此时可以进一步检验一下：头颈部中立位，两眼平视前方，稳住双肩，然后分别向左右旋转颈椎、向后方看。如果出现障碍（达不到平常的旋转角度或视野），就证明颈椎生理弧度异常。那么一定要尽快及时纠正，不能听之任之（否则会发展为颈椎病）。

纠正的方法：用拇指或手掌用力紧紧按压住僵硬和酸痛部位（肌肉、韧带处于痉挛状态之处），然后绷紧颈部肌肉、韧带（等张收缩状态使张力达到最大程度），再按照上述方法（判断颈椎生理弧度异常的方法）分别交替向左、向右侧旋转颈椎向后看。如此反复，即可及时将早期或轻度的颈椎生理弧度异常或微错位有效纠正。既消除现存症状，更能避免或阻断向颈椎病的发展演变。

三、养护颈椎的几种日常活动

运动量不足是造成颈椎间盘老化、肌力下降的原因之一，许多人抱怨工作繁忙，没有时间进行锻炼，或者从来不喜欢体育运动。其实，只要在日常生活中加以注意，就可以轻松达到锻炼的目的，既可以放松心情，又能够达到预防颈椎病的目的。下面介绍几种可以预防颈椎病的日常活动。

1. 放风筝　放风筝时，挺胸抬头，左顾右盼，可以保持颈椎、脊柱的肌张力，保持韧带的弹性和脊椎关节的灵活性，有利于增强骨质新陈代谢，增强颈椎、脊柱的代偿功能，既不损伤椎体，又可预防椎骨和韧带的退化。

2. 游泳　因为游泳的时候头总是向上抬，颈部肌肉和腰部肌肉都得到锻炼，而且人在水中没有任何负担，也不会对椎间盘造成任何的损伤，算得上是比较惬意的锻炼颈椎的方式。

3. 柔软体操　适当地做柔软体操，能够使肌肉在运动中充分松弛。每周拿出一两次时间，在健美教练的帮助下进行一些舍宾、瑜伽或者形体梳理式的训练，能让你在获得完美身材的同时得到一副健康的颈椎。

4. 舒缓按摩　具有舒筋通络、活血散瘀、消肿止痛等作用，还能改善局部血液循环，缓解肌肉痉挛，不少大型美容院都推出了"肩颈精油按摩""肩颈减压按摩"等肩颈类护理项目，这些疗程都利用了按摩使肌肉得以放松的原理，再配合精油或刮痧等中医治疗方法，对肩颈疼痛有一定的缓解作用，但不能治疗疾病。

四、特殊职业人群的颈椎养护

1. 办公室工作人员预防颈椎病的方法　办公室工作的人员，因长时间忙碌使他们无暇锻炼。通常是忙碌了一整天后，颈部感觉像背了一座大山，难以忍受，在此时要及时进行颈部的锻炼和呵护。人体的正常脊柱有四个生理弯曲，当人从爬行动物进化为直立行走的动物时，脊柱经历的考验及负重是最大的，也是最容易受到损伤的。办公室工作人员正确的走路姿势、坐姿对预防颈椎病十分重要。

（1）走路姿势：许多人走路习惯于自然松解状态，使脊柱、颈椎无形中受累。正确的走路姿势应该为：站立时全身从脚心开始微微上扬，即收腹挺胸；双肩撑开并稍向后展；双手微微收拢，自然下垂；下颌微微收紧，目光平视，头顶如置一碗水或一本书；后腰收紧，盆骨上提，腿部肌肉紧绷，膝盖内侧夹紧，使脊柱保持正常生理曲线。要做到从侧面看，耳、肩、髋、膝保持在一条垂线上。随着呼吸的调节，应找到一种在微微的绷紧中放松的自信、自如的感觉。要训练正确的站姿，可以从背贴墙面开始，每天早晚各一次，每次15分钟，同时可在头顶放一本书。行走时应牢记站立的要点，双手微微向身后甩动。双腿夹紧，双脚尽量走在一条直线上。走路时脚跟先着地，脚掌后着地，并且胯部随之产生一种韵律般的轻微扭动。正确的走姿应该在正确的站姿基础之上进行。在头一个月里，是最难坚持的，如果能够坚持练习3个月以上，那么正确的站姿、走路姿势将会使身体的颈椎、腰椎等终生受益。

（2）坐姿：许多办公室工作人员在工作时习惯于驼背、弓腰，加上长时间的低头伏案，使颈椎长期处于前屈的劳累状态，颈后肌肉处于强直状态，违背了颈椎前凸、胸椎后凸的生理曲线。正确的坐姿应该是正确的站姿和走姿的延伸，应该尽量拉近身体与工作台的距离，将桌椅的高度调整到与自己的身高比例合适的最佳状态。腰部挺直，双肩自然后展，工作间隙时应该经常随着呼吸做自然的提肩动作，每隔5~10分钟应该抬高头部后仰休息片刻，使头部、颈部、肩部以及胸部处在一种微微绷紧的正常生理曲线状态，并且尽量避免头颈部过度前倾或后仰，臀部要充分接触椅面，可以经常用椅背顶住后腰稍作休息。

（3）适当锻炼：专门抽时间到体育场馆锻炼恐怕是许多白领人士无法实施的计划。这里介绍几种简易的运动方法仅供参考：每晚洗浴前做俯卧撑30次（女性可跪在地上双手撑地或撑床，做时胸腹尽量贴地），哑铃运动30次，或双手向上向后跳跃（可在地毯上进行）100次。这种细水长流的主动锻炼只要坚持下去就会事半功倍，另外还要注意合理营养、降脂、补钙等。

2. 学生族预防颈椎病的方法　随着学生学习方式的改变，学习压力的增加，超负荷学习、长期伏案、不良姿势体位以及对学生的健康教育不够等因素，导致许多人出现了颈肩部酸痛、沉重感、疲劳加重，可伴头痛、头晕、恶心、心悸，严重时甚至可有注意力不集中、记忆力下降、经常落枕、上肢麻木等颈椎病的症状。因此，针对学生一族的颈椎病预防知识刻不容缓。

（1）保持正确的姿势：首先，日常生活中应注意保持头颈正确的姿势，纠正不良习惯。如保持脊柱的正直，不要偏头看书，操作电脑、学习工作时要正面注视；睡觉时要选择合适的枕头，一般枕头以20cm左右的高度为宜，颈部不能悬空，使头部保持略后仰，习惯侧卧位者，应使枕头与肩同高；不要长时间躺着看书、看电视；要注意动静结合，低头持续20分钟，需抬头抑视3分钟，低头持续40分钟，需要起来活动，头部要适当前俯后仰，达到调整颈部肌肉与韧带舒缩功能、增加颈部肌肉弹力的目的；要避免颈部过伸过屈活动，如望天花板、刷牙、洗脸、饮水等。其次，合理调整桌面与椅子的高度比例，最好能采用适合学生各自脊椎生理特点的学习工具。

（2）加强自身的认识：改变不良的生活方式，驱除颈椎病的"罪魁祸首"，如通宵玩电脑、躺着看书、高枕、长时间看电视等。另外要防止酗酒，因为酒精会影响钙质在骨上沉积，使人们易患骨质疏松症，加速颈椎退行性变。并且警惕颈椎病初期症状和异常症状，如有的患者经常出现头痛、眩晕、失眠、烦躁或精神抑郁等轻微症状，或者出现牙痛、三叉神经痛、恶心、呕吐、视力及听力障碍、味嗅觉及皮肤感觉异常、心律失常等症状而又治无效时，应该检查颈椎，因为病变很可能在颈椎。学生学业繁重，又意识不到颈椎病危害的严重性，往往是在病情已很严重时才走进医院求诊的。

（3）适应外界的变化：平时肩部要注意保暖。夏季不要用电风扇和空调直接吹肩颈部，不宜长时间待在空调房里；冬季宜加围巾保护颈肩部；平卧时要避风寒，防止落枕的发生；宿舍也要保持通风和干燥的环境。

（4）防止头颈部外伤的发生：在各种活动中，尤其是文体活动中，注意保护颈椎，避免颈部直接暴力导致的各种挫伤，或者乘车急拐弯、急刹车时突然转颈；对于已经发生颈椎损伤的青少年应给予早期治疗。如颈部受伤后，应该到正规医院接受检查治疗，并且不得随意"扳脖子"，以免使病情加剧。

（5）积极体育锻炼：每天必须抽出一定的时间进行锻炼，加强颈肩部肌肉的锻炼，可做头部及双上肢的前屈、后伸及旋转运动，既可缓解疲劳，又能使肌肉韧度增强，有利于颈段脊柱的稳定性，增强颈肩顺应颈部突然变化的能力。如坚持做颈椎保健操、打太极拳、游泳、爬山等运动，对于长期低头伏案工作及上网的学生尤为重要。

（6）心理调节：正确认识颈椎病对学生是十分重要的。消除悲观心理，避免急躁情绪，经常保持乐观向上的心态有利于颈椎病的康复。即使得了颈椎病，也不必有过多的心理负担，因青少年颈椎病和老年性颈椎病有本质上的区别，只要积极治疗，绝大多数是完全可以康复的，这一点对于学生颈椎病的心理预防很重要。

综上所述，颈椎病的进程比较缓慢，养护颈椎需注意以下几点。第一，研究表明，长期压抑感情，遇事不外露，多愁善感的人易患神经衰弱，神经衰弱会影响骨关节及肌肉休息，长此以往，颈肩部容易疼痛。所以，要经常保持乐观向上的好心情。第二，日常生活中应注意保持头颈正确的姿势，不要偏头耸肩，看书、操作电脑时要正面注视，保持脊柱的正直。睡觉时要选择合适的枕头，不宜过高或过低，一般枕头以20cm的高度为宜。不要躺着看书、看电视。第三，尽可能少坐多动，能走路的不要骑车，能骑车的不要坐车。特别是有车族和长期坐办公室的人员，每天要抽出一定的时间进行锻炼，尤其注意加强颈肩部肌肉的锻炼，可做头及双上肢的前屈、后伸及旋转运动，既能缓解疲劳，又能使肌肉发达，韧度增强，有利于颈段脊柱的稳定性，增强颈肩顺应颈部突然变化的能力。爬山、游泳，对预防颈椎病效果较好。第四，长期低头伏案工作者，要注意动静结合，每工作1小时左右就要站起来做工间操，活动四肢、颈椎，消除颈部肌肉、韧带的疲劳，防止劳损。第五，平时要注意保暖，不要用电风扇和空调直接吹。乘车或运动时注意颈部保护，避免急拐弯、急刹车或突然转颈；第六，要防止酗酒。酒精会影响钙质在骨上沉积，使人们易患骨质疏松症、骨质软化症，加速颈椎退行性变。第七，中医学认为胡桃、山茱萸、生地黄、黑芝麻等中药具有补肾髓功能，可在医生指导下合理地少量服用，以起到强壮筋骨，推迟肾与关节退变的作用。

参考文献

[1]李家顺, 贾连顺等. 颈椎外科学. 上海: 上海科学技术出版社, 2004: 1-42.

[2]刘树伟. 人体断层解剖学. 北京: 高等教育出版社, 2006: 124-133.

[3]胡振民, 陈昌富, 李传夫. 介绍一种诊断齿状突骨折的新方法——齿体角的测量及其临床意义. 南通大学学报(医学版), 1982, 01: 72-74.

[4]张卫华. 颈椎病的诊断与非手术治疗. 北京: 人民军医出版社, 2014: 167-189.

[5]李家顺, 贾连顺. 颈椎外科学. 上海: 上海科学技术出版社, 2004：260-274.

[6]关骅, 张光铂. 中国骨科康复学. 北京: 人民军医出版社, 2011.

[7]刘昭纯, 郭海英. 中医康复学. 北京: 中国中医药出版社, 2009.

[8]郭海英, 章文春. 中医养生康复学. 北京: 人民卫生出版社, 2012.